U0867824

李卓杰养怡医话

李卓杰 著

中医古籍出版社
Publishing House of Ancient Chinese Medical Books

图书在版编目（CIP）数据

李卓杰养怡医话 / 李卓杰著 .—北京：中医古籍出版社，2014.6（2022.3 重印）

ISBN 978-7-5152-0613-4

Ⅰ . ①李…　Ⅱ . ①李…　Ⅲ . ①中医学 – 临床医学 – 经验 – 中国 – 现代　Ⅳ . ① R249. 7

中国版本图书馆 CIP 数据核字（2014）第 109919 号

李卓杰养怡医话

李卓杰　著

责任编辑　孙志波
封面设计　韩博玥
出版发行　中医古籍出版社
社　　址　北京市东城区东直门内南小街 16 号（100700）
电　　话　010–64089446（总编室）010–64002949（发行部）
网　　址　www.zhongyiguji.com.cn
印　　刷　廊坊市鸿煊印刷有限公司
开　　本　850mm×1168mm　1/32
印　　张　4
字　　数　70 千字
版　　次　2014 年 6 月第 1 版　2022 年 3 月第 2 次印刷
书　　号　ISBN 978-7-5152-0613-4
定　　价　19.80 元

序

我与李卓杰老先生素昧平生，但通过2012年编辑《中华德艺双馨名中医》一书，看了介绍他的材料后，不禁肃然起敬。因他渊博的学识、丰富的中医临床经验，特别是时逢“文革”时期，身处逆境，仍热爱中医，勤奋自学中医，后来由一位民间中医成为享誉一方的一代名医，给我留下了深刻的印象。虽然未曾谋面，但神交已久。终于2013年5月下旬在湖南张家界市召开的第20次全国特色医疗名医学术交流会上，与李老先生第一次相会，见他神采奕奕，年近七十而不衰，为传承中医仍壮心不已。在这次大会上，李卓杰老先生荣获“中华德艺双馨名中医”，我由衷地向他表示祝贺。话间，他提出要出版一本介绍自己临床经验和体会的“医话”，我表示大力支持，因为为老中医保驾护航也是本人的责任。阅读了李老先生寄来的《养怡医话》书稿后，我觉得：

一、他对时下中国医疗卫生的现状分析是对的：西强中弱，中医式微，除了要靠上面的政策法规的扶持外，我们中医人也应当自强、自信、自立，要为传承中医而勤奋钻研，特别是要提高中医的临床疗效，发挥中医的特色医疗优势。只有能运用中医药为广大的人民群众防病治病，取得良好的效果，就会受到民众的欢迎，中医才能真正地传承下去。他的这个认识是正确的，值得每一个中医人思考和努力。

二、为振兴中医事业，李老先生在《养怡医话》中多次呐喊、呼吁。他是基层中医的中坚力量，称得上是真正的“铁杆”中医。每一个中医人除了要搞好本职工作外，还应该关心中医事业的前途和发展。只有把自己个人的命运置身于中医药事业发展的大运中，才能大河有水小河满；只有具备良好的中医药发展环境，我们每个人的中医梦才能真正实现。他的呼吁呐喊是正义的呼声，是为中医传承增加正能量。

《养怡医话》的文章有的是他几十年临床经验的积累，有的是学习借鉴前辈名家的经验，有的是他自己在长期的实践中探索出来的，但都是立足于临床、着眼于实用，值得广大基层中医和从事中医临床、科研、教学者学习参考。

我认为，不管是有成就的中医名家，还是身处基层的民间医生，或是一般的中医药爱好者，都可在这本书中汲取一些治病妙方绝招，或者有所启发。

是为序。

江淑安

2013年孟冬于北京

（注：江淑安为中华特色医疗学术研究会副会长兼秘书长、北京聚医杰医药科学研究院院长、主任医师、教授、博士生导师）

目　录

我是如何步入中医殿堂的 …………………………… (1)
请给中医多点真诚与尊重　少点轻视与偏见 …… (5)
奇方趣事相映辉 ………………………………… (10)
推求病因常常“山重水复疑无路” …………… (17)
学到后来终觉深 ………………………………… (22)
浅话“邪之所凑，其气必虚” ………………… (25)
谈小柴胡汤及其加减方和接轨方 …………… (28)
柴胡、黄芩治疗感染性发热临床应用心得 …… (34)
也谈炙甘草汤的应用与剂量 ………………… (39)
从黄土汤的应用谈辨清病性寒热是愈病第一要义 …………………………………………… (45)
肝硬化治疗之管见 ……………………………… (49)
四神煎治鹤膝风　疗效真如神 ……………… (54)
民间验方是中医药宝库的一朵奇葩 ………… (58)
趣谈偏方治眼疾 ………………………………… (67)
小议神经性耳鸣的证治 ……………………… (72)

泻心导赤汤治疗舌部疾患一得 ……………………（76）
口腔溃疡证治的一点体会 ………………………（78）
偏方治鼻病拾锦 …………………………………（82）
青壮年遗精慎辨治 ………………………………（85）
治疗荨麻疹的几则妙方 …………………………（90）
歪打正着 一箭双雕 ……………………………（93）
骨椎病证治琐谈 …………………………………（96）
止痉散治疗骨质增生病一得 …………………（100）
不应失传的一则治痨验方 ……………………（104）
不要小觑中医外治法 …………………………（108）
漫谈中医忌口常识 ……………………………（112）
跋 ………………………………………………（118）

我是如何步入中医殿堂的

四十五年前，我还是个年轻小伙子，在那个“文革”的浊世中，我是如何铁定一条心走上杏林路，立志悬壶济世的？这中间有一段值得一谈的经历。

现在已经是国际级的杨·希尔伯特不等式的拓荒者、知名数学家杨必成教授，是我高中的同班同学，下乡当知青时又同在一个生产队。我们的友谊始于1966年秋冬“文革”开始时的大串联。那时候狂热的红卫兵运动横行全国各地，大串联席卷大江南北。随之，烈性传染病——流行性脑膜炎也肆虐神州大地，夺走了不少红卫兵小将的小命。我和杨必成等同学结伴步行去串联，到了广州后没几天，老杨也跟着潮流发起了高热，被列为“流脑”疑似病例住进了广州河南医院，紧接着又有一位同行的“海丰县共产主义劳动大学”的朋友住进了中山医学院附院，被确诊为“流脑”。作为一起出门的我不敢再闯北京、上海了，每天都去探访病友，生怕他们驾鹤西去。幸好他们一个月后都出了院，我与必成终于“兄弟双双把家回”。

自此，老杨的大脑时不时有眩晕感，自觉精力明显不如从前，继而，祸不单行，在1967年汕尾地区爆发的“8·30”事件中，老杨又遭到拳头加棍棒的凶残打击，那个雄心勃勃要探讨数学王国的脑袋也备尝棒击的苦头。从此老杨就煎熬在病痛的折磨之中：毫无征兆的突然晕厥，随即又清醒过来，整天自觉浑身无力，精神倦怠，头昏脑胀，双太阳穴隐隐作痛，面色泛红，言语滔滔不绝，显得十分健谈，近期记忆力越来越差。但是饮食、睡眠、二便均正常。这样的症状开始时半个月一作，渐至一周一作，后来竟发展至两三天一作。也就是说，疾病也跟政治迫害一样残酷地折磨着他，从此他便走上了辗转寻医问药的求生坎道。当时汕尾的中、西医医生束手无策，去了广州的大医院也无法扭转病情，转到汕头市第二人民医院住院留医治疗三个月仍是“风光依旧”。他在新会县工作的三姐把他带到广东省名医聚集的新会县城去，诸医还是回天乏术。

就在这“山重水覆疑无路”之时，他的姑丈再次把他带回广州，引荐给简行简先生就诊。简老先生时任教于广州暨南大学医学院，其祖父是清朝咸丰皇帝的太医，父亲是京城名医，简老著书立说，带教研究生，是中医泰斗式人物。他当时还戴着“资产阶级反动学术权威”的帽子，是重点监管对象，可他对老杨的遭遇十分同情。详细四诊后，用浅显易懂的话语解释病情：这是一种高热加外伤的后遗症，包括 1966 年疑似“流脑”发高热 20 天方才退热和 1967 年脑部严重外伤脑振荡，大脑神经受损，这是头晕、头痛的病因。根据现在的病情，用补法或清泻法都不行，会越补越坏，发展下去可能导致精神错乱。目前必须帮助大脑功能恢复。简老运笔立方：

A 方：川芎五分，薄荷五分，细辛三分，丁香三钱。共研细末，再加入正梅片一分半、麝香一分，和匀入瓶密封。头痛发作时取少许吸入鼻中以止头痛。

B 方：川天麻三钱，僵蚕二钱，钩藤三钱（后下），沙参三钱，麦冬二钱，石决明五钱（先煎），藁本一钱半，菊花三钱（后下），苍耳子二钱，青葙子二钱，牛蒡子二钱，代赭石五钱（先煎）。九剂，水煎服。

C 方：桃仁四钱（打），当归三钱，生地三钱，红花二钱，赤芍三钱，枳壳二钱，桔梗二钱，川芎一钱半，牛膝三钱，柴胡一钱半，菊花二钱（后下），蔓荆子三钱。三剂，水煎服。

简老医嘱：B 方未配齐药物之前（当时广州市面缺天麻、石决明），先服 C 方。服药期间忌饮酒、辛辣食物。

老杨服完 C 方三剂后头晕发作已稀，症状明显减轻。告之简老，简老说，此病治愈已有希望。B 方无需服九剂，服六剂即可，前三剂每日一剂，后三剂隔日一剂。

B方六剂服完后奇迹出现了！

老杨如此痼疾，更医甚多，竟在简老手上区区二方九剂药后即基本治愈。老杨全家感激涕零！我们作为同学、朋友亦深为震撼，佩服得五体投地！“救人一命胜造七级浮屠”这句名言熠熠生辉！

我决心学医悬壶济世就始于此时。我虽然出生于中医药世家，但我之前并没想到学医，直至此事发生，心灵震撼，方觉学医一可救人，二可谋生。于是，在汕尾镇卫生院的老中医林藩周先生指导下，我开始系统地诵读中医入门书（有人称为“四小经典”），从此涉足杏林。我不怕艰辛，不分昼夜，努力攀登中医宏殿大堂的台阶，下决心把自己的一生献给中医事业。

康复后的老杨，他埋头治学，终于“痴气呆成珠玉声”，成为一位杨·希尔伯特不等式的尖端数学家，壮志已成大业！

中医的说服力在于疗效！中医的感染力也在于疗效！中医需要一大批优秀的接班人才。如果带徒的中医师们都能把他们救死扶伤的高招传授给中医的后学者，让他们像我看到简老治愈老杨痼疾的动人事迹一样，目睹神奇的疗效，何愁中医的后学者不铁心于中医事业，何愁中医后继乏人！

请给中医多点真诚与尊重 少点轻视与偏见

西医学是目前世界上的医学主流，它借力于现代科学技术的迅猛发展，疾病的检查手段不断更新，疾病谱扩张，药物更新，学术理论研究已为大多数人所认可。反之，曾为中华民族繁衍生息做出巨大贡献的中医，它的经典理论，至今仍是《黄帝内经》《伤寒杂病论》《神农本草经》《外感湿热篇》《温病条辨》等，至今还没有突破性、创造性的发展，顶多如国医大师邓铁涛教授所述："把现代医学的各项仪器检查看作为中医望、闻、问、切四诊的延伸。"为什么还没有新的突破，更没有石破天惊的发展，中医是否在现代落伍了？刘力红教授在《思考中医》中指出：中医的理论"不但没有落后，在很多领域还有大大地超前。这与其他传统学问有类似的地方。近代著名学者梁漱溟先生指出：中国传统文化，如儒家文化、道家文化、佛家文化，皆系人类文化之早熟品。我想中医的情况大抵亦如此。正因为其早熟，而且早熟的跨度太大，乃至现代仍不落后，甚至还超前。所以，在中医这个体系里，完全不存在理论落后于临床的问题”。刘力红教授不愧是传统医学后起之秀，不愧是现代中医的领军人物，真可谓“语不惊人死不休”。

1988 年夏天，我医院内科病房收治了一名 17 岁祝姓少女，神昏谵语，牙关紧闭，拳打脚踢。尽管她有六个哥哥日夜轮班看护，靠着她病床的墙壁还是让她打得灰土斑驳，裂了一个 $30cm^2$ 大小的“地图”。院里领导多次组织多位科室主任、高年资骨干会诊，六日六夜还未能让她安静下来、清醒过来。无奈之下，有人提出请中医会诊，大概亦为了“尽人事”！

我去了，细读她几天来的病历后，我诊为“热入血室”。依据之一：患者发病之前月经刚潮两天；之二：继之有外感症状，如微有恶寒、发热、打喷嚏等；之三：明显的精神异常症状。综观之，此病拟为“热入血室”无疑。其病机为妇人中风，经水适来，血室空虚，外邪乘虚入里，邪热与血相搏结，上扰清空，神明不安，故有谵语等证。我的分析纯为中医理论，在座所有西医生如听天书，真正是“隔行如隔山”。那时我还是怕大家不理解，背了一段《伤寒论》原文：“妇人中风，发热恶寒，经水适来，得之七八日，热除而脉迟，身凉，胸胁下满，如结胸状，谵语者，此为热入血室也。”说句老实话，我也搞不懂中医的

“热入血室”是属于西医的什么疾病，大概叫作经期感冒的变证吧？满座面露茫然，不置可否。

既邀我会诊，肯定是我执笔拟方，即书小柴胡汤去参、枣，加丹皮、赤芍、当归、桃仁等。次日复诊，家属告之，首剂汤药灌服后4小时，当晚狂躁渐安，已不手舞足蹈，酣睡至次日8时，竟神静眼睁，意识已渐恢复，嘱再进一剂。第三天，其嫂悄悄告知我，已来小许暗黑色月经。我告之此为好征兆，病将愈矣。再拟小柴胡加龙骨牡蛎汤加减三剂，大功终于告成。在其家属再三道谢之际，不意当时我院最高资历的某医生竟半开玩笑说：“李医生，这是被你撞着，是碰上好运气。”我开始时一怔，这不是不服气吗？随即亦回之半开玩笑：“你们碰了6天没碰着，我碰了1天就撞着了，你们的运气不如我啊。”大家相顾而笑。

1983年秋，一王姓男患者，年35左右，左后头部突然发出一大花生仁大小肉状赘生物，有酸疼感，无热，皮色不变，然伴随的头晕、头昏不适、寐差，使得患者十分烦恼，举家不安。经服西药抗菌消炎药及肌注西林一周，未见好转，辗转来到我处，拟为阴疽，予阳和汤正方，二剂而赘生物收缩得无踪无迹，所有的头晕、头昏、寐差诸症亦随之消失。

几位西医同事问我为何抗菌消炎的王牌西药西林无效，而无一味有清热解毒作用的中药有神效？我分析说，阴疽无红肿热痛，仅有酸楚不适，无口渴，其舌淡苔白，脉迟紧，属中医的阳虚寒凝证，不能用性味寒凉的清热解毒药物。阴阳既分清，方药各不同。治宜温阳散寒，和营消滞。西医同道们并不理解我们中医的那一套，某医生说：“唉，中医讲来讲去，不外是阴阳。”我只得顺其意接下去：“就阴阳这个内容，就够耐人学习了，学懂中医亦真不容易！”还是一句话，这些西医同道们不理解中医中药。

正如学者们指出，源自周易、黄老学说的系统论是构建中医学的核心思想；源自古希腊文明、盛于文艺复兴时期的还原论是构建西医学的核心思想。这种差异决定了中西医学各自的学术内涵。要将这两门医学有机地结合起来，而不是混合起来，毋庸置疑，仍需假以时日，不知需要经过多少次的碰撞磨合，也不知要经过多少年多少代人的探索，才有一个真正的中西医结合的医学体系。

目前呢？中医治不好转请西医，西医治不好转邀中医，也是让两种医学并存和互补的好现象。君不见，在某报刊杂志上报道一位奥地利人说的：“中国人真幸福，有两种医学可供选择。一种不效，还能再换一种试试。欧洲人则命运不好，只能选择西医，欧洲传统的草药也近于消失了。”我认为中西医长期共存，相互尊重，和睦相处，在临证中探索，在探索中创新、发展，这也可算是中国特色。至于那些根本不懂中医，或知之肤浅的人们，特别是某些西医同道，不要动辄嘲笑中医“老古董”“不科学”，这是典型的对中华民族传统医学的“轻视与偏见”！著名中医学者李玖重教授说过，实践表明，不论中医还是西医，越是高水平的医生，越能正确认识自己的优势，看到自己的不足。希望大家，特别是那些高学历、有一定地位的专家学者，应该摒弃轻视与偏见，珍视我们民族的传统医学，共同挖掘、共同探索，使我们祖国的瑰宝——中医发扬光大，则十几亿中国人幸甚至哉！

奇方趣事相映辉

临床疗效顶呱呱的那些验方、妙药，无一不是名医们终生苦苦寻求的，而这些验方、妙药有的是医者一生经验的结晶，成了他们临床上出奇制胜的绝招，更多的是先辈们留在民间中医药宝库的瑰宝，而要发掘这些宝藏，往往千回百转，确实来之不易，其间常常有着妙趣横生的逸事奇闻。

下录几则前辈来之不易的绝招方药：

仗义逼献狂犬方 《岳美中医话集》载：金武祥《粟香随笔》中有狂犬病及治疗方法。书中大意说：疯犬之状，颈硬头低，耳垂尾𩨨，向前奔窜，遇人畜即咬。人略被衔衣，即受其毒，急者七日，缓者七七四十九日，或至百日，毒必发。发毒之状，心腹绞痛，神识不清。痛剧则掐胸嚼指，甚至咬衫袖或磁石，三四日必不救。诊断狂犬病的方法是：先以葵扇扇之，患此病者便缩身战栗；闻锣声，便惊慌失措；即如染狂犬毒的疯犬也是这样。……清代道光二十六年冬，有人过湖南湘江中之沙湾，目击一船篙工，突然发病，如前所述之状，大家都不认识他患的是什么病。这时邻船有一醴陵人，用葵扇向病人一挥，大声呼叫说："危险啊！此是中狂犬毒了。若能酬谢我六千文铜钱，我有秘方，可立愈。"船主人哀求说："工人贫穷，我当代酬三千文铜钱作为酬谢，请你给他治病吧！"醴人不答应。大家都觉得醴人残忍，愤怒地一拥而上，将醴人绑缚至病人身边。醴人惧怕染毒，愿意治病而不索酬谢，请求大家给他解缚。大家考虑他会食言，要他必须传方将病治愈，才能获得释放。于是醴人始说出了秘方：用大剂人参败毒散，加生地榆、紫竹根，水煎服。如病者牙关已紧闭，须掣去门牙灌之。果然服一剂而神清，二剂而病若失。该书所附之方是：真纹党、羌活、独活、前胡、柴胡、桔梗、茯苓、甘草、生姜各三钱，炒枳壳、川抚芎各二钱，生地榆一两，紫竹根一大握。共十三味，浓煎温服。还说要想知道狂犬病是否已清除，可服生黄豆做试验。毒已清者，嚼黄豆觉有生腥味；未清者，不觉此气，则应再服前方。至三服，毒必清。孕妇亦不忌。如非疯犬咬，前方加乌药一两，亦可服。余认为疯犬咬方记载颇多，大都为霸毒猛剂，虽或亦能见效，总觉未妥。此方平稳可用，但紫竹根一时难寻，应让药店采购备用为宜。又，犬咬伤，民间以杏仁或紫苏叶嚼烂，罨伤处，以帛缚定，亦效。

1980 年 5 月份，我在海丰县中医院进修时。当时海丰地面也出现狂犬病，业师陈庆仪医生特地对我说：1964 年有一期《中医杂志》报道用人参败毒散加地榆一两、紫竹根一握治愈二例已发作的狂犬病患者。

陈老说曾有一被可疑疯犬咬伤的患者来求医，他即拟与上方，该患者说曾服一草医祖传秘方，索方视之，竟也是人参败毒散加地榆一两（缺紫竹根），可见用此方治狂犬病早已有之。

岳美中老前辈在其《医话集》中选载此医案，其意义深长：书中所描述疯犬的形象、中狂犬毒患者症状及鉴别方法都非常准确。同时也提示中医亦有可能治愈狂犬病！

鉴于当今社会严重不协调的医患关系及不平和的医疗环境，我建议如有接诊可疑疯犬咬伤者，速用肥皂水和流动清水及时彻底冲洗伤口，然后用酒精消毒，一方面交代注射狂犬疫苗，一方面拟人参败毒散加地榆 30g、紫竹根 50g（如缺，可用刺竹根代之），更尽业医者的责任，更可减少不必要的麻烦。

勤恳获传眼疾方 《蒲辅周医疗经验选》：九子地黄丸 我在青年学医时，我县有一位眼科名中医龚老，为了向他学习，我帮助他做了几年丸药。他对我说：九子地黄丸能治疗控制一些内眼病及白内障等眼病，在他去世之前，终于把九子地黄丸方传予我：

熟地黄二两 山萸肉 山药 茯苓 泽泻 丹皮

五味子　枸杞子　沙苑子　决明子　青葙子　茺蔚子　菟丝子　覆盆子　车前子各五钱　共研为末，醋制龟板一两，另研细，灵磁石一两，火煅醋淬三次，另研细，沉香粉一钱，不见火。诸药和匀炼蜜为丸，早晚各服三钱，淡盐汤下。忌辛辣、酒、大蒜；不过用目力。

此方“能治疗控制一些内眼病及白内障等眼病”。可惜此方未能像石斛夜光丸方那样制成中成药，方便服用。

我一位朋友患眼底视网膜色素变性，视野很窄，加上高度近视。已成半盲状态。当时情绪很低沉，对人生悲观失望。我将他推荐给广州暨南大学医学院眼科专家赖盛辉医生诊治，赖医生为其植入羊肠线手术，病情得以控制，渐有好转，情绪亦日趋稳定。当时我亦叫他配服九子地黄丸，可惜我汕尾地区配制药丸水平最高的药店还未能将此方的灵磁石、龟板等磨成面粉状。药丸粗涩难以入口。后来，我再予病家配服此药丸时，再三交代方中的甲壳、金石类药一定要研磨成面粉状极细末，才与他药配制成丸，方能坚持服完。

皮病灵方民间藏　皮肤病，包括各种皮炎、湿疹、看似小病，所谓“疮疥小疾”，治起来却十分麻烦，复发率很高。《名老中医之路》（第一辑）所载贺本绪《学贵有恒，实践第一》篇中有一段：记得当时有一位草医，善于用外洗药治疗皮肤湿疹，但他很保守，凡对求治的皮肤湿疹病人，他只给药不给处方，并把药切成细末混杂在一起交与病家。我请教他多次，他都推诿。确实草医向来也不为医界所重视，但我很尊敬他，亲近他，虚心向他请教，必要时还在经济上给他一些帮助。他终于向我公开了他的秘方。处方是：苦参六十克，蛇床子三十克，百部三十克，益母草三十克。用法：煎水洗涤湿疹，如患全身湿疹，可用药水洗澡。每剂药可煎洗二三次。我配合内服清热解毒的中草药，更提高了疗效。

这则验方，药虽仅四味，但配合合理。我有时也介绍给湿疹、皮炎患者外洗，疗效颇佳，不过其中百部最好用生品。

治痞一味海上方　《名老中医之路》（第二辑）何世英《治医一生》载：同乡有李姓中草医，祖传痞积秘方。因其简便验廉，远近求治者不少。该医视为枕中之秘。为学习伊之长处，乃与其结交至好，并于医道共相切磋，久之情深，伊知我乃方脉医，非卖药谋生，渐去戒心，偶于醉后道出真言，曰："一味鸡屎藤研末即是。"事虽小而启发大。鸡矢藤一药，我几十年来屡用于肝胆脾胃诸病。证实其有健脾消食，行气止痛，利水消胀的良好效果。

李姓草医的祖传痞积秘方"一味鸡矢藤研末即是"。真可谓"江湖一点诀，说破不值半分钱"。但你亦不可小视人家的验方、秘方，正如何世英老前辈说

"以其简廉，远近求治者不少"，这是人家的饭碗，当然视为枕中之秘。

鸡矢藤（亦称鸡屎藤），味甘，微苦，性平，生药闻之有鸡屎气味，故名鸡屎藤，煮熟后鸡屎味全无，入口并不难。此方可在基层中推广。首先要搞清楚什么是"疳积"，疳积主要由于脾胃虚损、运化功能失常，致使水谷精微化生为气血津液的功能发生障碍，临床表现以形体消瘦、气血不荣、肚腹胀大或腹凹如舟、食欲低下为其特征。本症多见于3岁以下的婴幼儿，且多在落后贫困地区。

《医宗金鉴·疳证门》以诗括证："大人为劳小儿疳，乳食伤脾是病原，甘肥失节生积热，气血津液被熬煎。初患尿泔午潮热，日久青筋肚大坚，面色青黄肌肉瘦，皮毛憔悴眼睛目延。"

愈伤神效有贼方 《跌打伤科验方精选》康章伟著《贼方》载：我自幼从祖父习拳，曾听他讲过这样一件事：

清末北京某王府护卫一次夜间巡查，见一黑影在墙头一晃，顺手发镖将黑影击落，遍寻不见，最后在毛厕中搜得。贼人腿部中镖，但已涂上药粉。护卫问药从何来？答系随身所带。并说：你们迟来片刻，伤口即能止血止疼，行动如初，你们就休想抓住我了。说话间见伤处血流已止，创口愈合。护卫问所涂何药？答是武术家秘传，不向外露。护卫说，传出秘方，即可获释。于是秘方传出，如下：

雄土鳖12克　胆南星15克　血竭15克　没药24克　马前子9个（微炒）　龙骨9克　当归9克　南红花15克　川羌活9克　螃蟹骨9克　净乳香30克　口防风15克　金丝毛24克　三七3克　白芷15克　七叶一枝花15克　菖蒲9克　川芎12克　冰片3克　升麻15克

以上各味共研极细末贮瓶备用。用时以老酒调敷患处，用唾液调敷更好。血止后，用凡士林调成软膏用亦可，敷药后皮肤破者五分钟可以止血止疼而愈，未破者肿消痛止而愈；伤在手指脚趾青紫未破者，脱去黑皮而愈。

上方经我屡次试用，均奏奇效。因系贼人传出，故名“贼方”。

此方亦属偶然猎得之秘方，妙处有三：①“敷药后皮肤破者五分钟可以止血止疼而愈”；②未破者肿消痛止而愈；③伤在手指脚趾青紫未破者，脱去黑皮而愈。是一则外科良方。

康氏所述诸症，显为刀枪外伤出血，跌打肌肉、筋腱损伤。此方有止血、活血祛瘀、消肿止痛之功效。至于有否正骨之功效，我细思其方药组成，如土鳖、血竭、螃蟹骨、马钱子等，均为续骨第一线上品药。所以，在西医院的骨伤科中除了西医传统的在X光下接续断骨、铆钉固定、石膏绷带固定等处理外，将上药末调酒外敷，岂不是使医疗方案更趋完美！

推求病因常常“山重水复疑无路”

中医辨证论治的核心是“推求病因病机”“辨证求因”“审机论治”。但临床上有时推求病因却不是一件易事。

1985年夏，海丰县卫生局马局长突发头痛，一阵紧接一阵，甚如刀劈针刺，那晚痛得剧烈，急住县医院。马局长经历了解放战争的炮火、饱受了“文化大革命”的摧残，已被锤炼成德高望重的“宝贵财富”。他一住院，院里领导、医院学科带头人、医疗骨干纷纷闻讯前来探望、会诊，但病情没有好转，抗炎止痛药显得苍白无力。第三天即送广州，入住省人民医院，经当时最先进的CT扫描等各项检查，仍未找出头痛原因，只能作血管性神经性头痛处理。一周后疼痛程度有所减轻，已能耐受，即回家乡调治。其间，马局长邀请了县内多位名中医如陈庆仪、洪宣逸等会诊，远在公平镇的刘培璜先生也被邀前来。记不起什么缘故，我也去了，并被推选为会诊记录员，一番四诊、分析议论之后，出人意料的是，几位老前辈竟要我先拟方，现在蒙蒙眬眬记得当时我开了“竹叶石膏汤”加减，方中用上石膏配细辛二味专治头痛的对药，众师长无异议，同意先服此方，以观后效。后来我也就回汕尾医院忙咨询服务中心的工作了。

适逢汕尾医疗咨询服务中心来了广州中医学院（现广州中医药大学）附院针灸专家黎文献先生，马局长怀着不妨一试的心态，专门从海丰来汕尾请黎先生用针灸治疗。一周后，马局长的头痛有所减轻，但仍时止时作。

有一天上午，马局长那个镶了好些年的上臼齿齿龈有胀痛感，到一家牙医检查，蔡牙医查后说那个原先镶了的臼齿牙龈已化脓，炎症甚重，需撬开金属牙套处理。待牙套卸除下来后，齿龈的脓液就汩汩而出。蔡牙医抓紧给马局长做清洗处理。刚清洗处理完，马局长眼睛就一亮，自己觉得怎么头脑一下子似雨过天晴，豁然开朗！敢情两个月来的头痛，其病源盖出于此乎！自此，马局长的头痛未再复发了。

你说，再先进的医疗仪器，再学验俱丰的高手，你未等到病齿化脓暴动了，能找出头痛的病源吗？此事对我振动很大，深感推求病因有时并非易事！

1990 年秋，在友人的邀请下，我去诊治一位刚从广州护送返回汕尾的濒危患者何某，女性，62 岁。带回来广东省人民医院、广州陆军总院、南方医院三间大医院的住院病历复印件不止半尺之厚，各项检查齐全，结论还是不明：1. 发热查因；2. 重症肝炎；3. 重度贫血查因。还有一个医院拟为“淋巴细胞癌”，并发病危通知，家人认为生还无望，急送回家乡准备后事。

刻诊：患者危重病容，极度疲倦而卧床不起，神志尚清，声如蚊叫，双眼巩膜及全身皮肤重度黄染，色呈鲜亮，口不渴，纳差，大便溏薄，约五天一解，小便黄如浓茶；扪身有热，腋测体温达39.2℃，全身淋巴结未肿大。最后一次血查：血色素3.8g/L，红细胞2.4×10^{12}/L，白细胞总数6×10^{9}/L，舌淡苔薄白，脉虚缓，重按无力。患者家属恳求我“死马当活马医”。面对其家人殷切、无奈的恳求，为医者已无推辞的理由了。考虑再三，我认为深度黄疸严重损害肝功能最能危及生命，当务之急是先退黄护肝，而发生黄疸的原因未排除为两个多月来的退热抗炎药物狂轰滥炸所致，似应为药物中毒性肝炎。乃拟退黄护肝、清热解毒方：

茵陈30g，鸡骨草30g，藿香6g，杏仁6g，橘红6g，蒲公英30g，泽兰15g，太子参30g，天然牛黄0.3g（冲服），熊胆0.3g（冲服）。

上方每进一剂，病势则退一步；服至七剂，疗效出人意料，黄疸基本退清，精神转佳，胃纳渐好，每餐可进一碗稀饭，尿色仅呈淡黄，大便质虽溏，但已二天一解，唯身热依旧，时高时稍降。从症状看，患者已脱离濒死期，家人甚喜。遂转治发热及重度贫血。

我继而采用中西医结合，希冀再取捷效。每三天输同型血300ml，但每次均发生输血反应，不但寒战交作，还二便出血、呕血、鼻衄，血色素降至2.8g/L，至此，我乃建议停止输血，纯用中药调治。为了除热，我使尽浑身解数，用过甘温除大热的补中益气汤加减、和解少阳的小柴胡汤加减、养阴透热的青蒿鳖甲汤加减及清热解毒、凉血散瘀的犀角地黄汤等，一法连着一法，每方用7～15剂，两个月过去了，各种能导致发热的疾病似乎查透了，各种退热药用尽了，患者病态依旧，我似觉已黔驴技穷了。在这“山重水复疑无路”之时，我再次详查其病历，发现患者原先患有颈椎病、腰椎病，是否此顽固性发热是由此风湿痹证、骨痹证引起的？于是，我试用白虎加桂枝汤加减：

桂枝10g，石膏30g，知母12g，薏苡仁30g，甘草3g，银花藤30g，秦艽12g，伸筋藤30g，地龙10g。

上方3剂后，身热竟退至37.5℃，诸症日减，病情日趋好转。效不更方，上方稍事加减，服至15剂，身热退净。连续三次血常规检查，血色素已升至6.4g/L，病已转危为安。真是“柳暗花明又一村”！

至此，患者才诉说她颈项拘痛、左手腕关节肿痛、腰酸腿痛等痹证征象。患者因为发热辛苦，未予着重陈述。于是，继续调以祛风通络、清热除湿方，两个月后告愈。何氏今仍健在，年八十有六。

这个病例，顽固性发热的病根在于骨痹（颈椎病、腰椎病）、风湿热，就这么简单。在广州三家大医院住院两个多月，主诊医生均未能找出发热原因，反而滥用抗生素，损害肝功能，导致药物中毒性肝炎，险些要了何氏老命。我接手后，护肝退黄成功，多方退热，但没有考虑到热由痹而生。

纵观此例治疗全过程，幸有其家属的信任（信任始于治愈重度黄疸），让我数次转方，且让我历时两个月来探索治疗顽固性发热，以至成功。

我常对后学者反复叮咛：辨证求因、审机论治不是一件易事！尤其对疑难病或久病多方求医无效而辗转前来求治者，更要力求辨证详尽，切莫马虎应付、草草过场而辜负病家重托！

学到后来终觉深

1980年春，我在红草地段卫生院上班，离开家庭，孑然一身异地谋生，妻子不在身边，电视尚未出世，公社每月映电影两三次，加上我不兴串门，所以日间看病夜读书成了习惯。当时同院职工方振雄医生亦为好学之士，经常夜临敝舍交流临证见解，或聊以医坛逸事。久之，志同道合，结为好友。回想起来，此亦为我的一桩人生幸事！

那年秋天，红草地面流行急性结膜炎，街市人群“红眼睛”触目皆是。当然卫生院的门诊病人被眼疾占了大比例。我印象最深的是一位水产供销社的职工，好像姓黄，别人患“红眼睛”不管服中药还是吃西药、打针，快者三四天，慢的六七天就痊愈了。而对这位老黄，中西药俱下都要半个月了，“火眼金睛”硬是未消，那副挡光遮日的墨镜依然架在鼻梁上。在别人的推荐下，他也来找我试一试。我当时给他的处方：桑叶15g，菊花12g，夏枯草12g，木贼草10g，谷精子10g，胆草6g，生地15g，赤芍10g，丹皮6g，红花3g，甘草3g。三剂。这是我当时应对流行性结膜炎的基本方，与其他医生不同的是我多用了几味活血祛瘀药，如赤芍、红花、丹皮等。我认为眼结膜红丝满布用活血药利于消散，当然，那位老黄兄台也同许多找我看“红眼病”的患者一样药到病除。他自然也当了我的“鼓吹手”。当时，我对自己这点见解和成效沾沾自喜，也把这个病例录入笔记本作为成功病例的资料。

后来有一次翻阅《医林改错》，其通窍活血汤所治之症目中：眼疼白珠红，俗名暴发火眼。血为火烧，凝于目珠，故白珠红色。清代医家王清任一语道破，结膜炎的红丝乃火热灼伤血络凝瘀而成！他比我先发现了一百多年，我是多么见少识浅啊！

开放改革以后，广大民众托邓小平的福，告别了饥寒交迫的窘境，经济生活有了真正意义的改善。但事物总是有两面性的，作为“富贵病”的糖尿病从20世纪六七十年代的1.6%上升至现在的7.6%，临床所见2型糖尿病比1型糖尿病多得多，有人统计占98%以上。西药治糖尿病的药物如雨后春笋，有翻新的，有创新的，最后一道刹手锏就是用上胰岛素。中医的更是“百花齐放，百家争鸣”，我摸索来摸索去，受北京近代四大名医之一施今墨先生的对药所启发，组成了治疗糖尿病的基本方：丹参，葛根，元参，苍术，北芪，生地，花粉，知母。然后随症加减：尿糖不降加重花粉，并加玉米须；血糖不降加人参白虎汤；视物模糊加菊花、枸杞子、密蒙花等；腰酸者加桑寄生、怀牛膝或金樱子、芡实等等。临床效果尚可，时间长了，这则处方几乎成了我的经验方，成为我临床治疗 2 型糖尿病的首选方。

后来，我发现施今墨氏的徒弟兼女婿祝谌予先生所组的治糖尿病基本方，竟与我的几乎一个模样。我又一次觉得自己孤陋寡闻。我深觉中医，实在博大精深，越学越知不足。“学到后来终觉深”！

浅话“邪之所凑，其气必虚”

“邪之所凑，其气必虚”，是中医第一经典《黄帝内经》中一个极其重要的亮点，它指出形成疾病的基本因素，一为病邪侵袭；一为人体正气不足，抵抗力低下。“邪”者，指各种致病因子，包括风寒暑湿燥火六淫；“气”者，乃指人体的正气。用通俗语言来解释：人体生病，一定是他本身的正气虚弱，免疫功能低下，致病因子方能使他中病。也就是说“邪”是疾病发生的外因，正气不足是疾病发生的内因。

所谓“邪之所凑，其气必虚”“正气存内，邪不可干”，这是中医病因学说的精华所在。

20 世纪 60 年代末，我虽下乡当知青，但仍然坚持自学中医，并且边学边用，经常帮下乡的同学和当地农民治点小病，如用针灸治风湿痹证、胃肠炎或外感病等，有时也开处方。其中有一件事给我留下极深的印象：在我下乡的生产队邻村，有一位姓华的老农，他是我村生产队指导员的老丈人，年刚六十出头，但

长年超负荷的劳作把他累得浑身是病，

华老伯走起路来老态龙钟，像只“风飞鸟”，他患有周身游走性风湿骨痛、胃脘痛、头痛、腰腿痛。当时的边远山村，缺医少药，“合作医疗站”的“赤脚医生”能力又有限。这位华老伯听他女婿介绍，知道我懂点医道，就常来找我看病：风湿病发作给他针灸，胃痛或头痛发作了除了针灸还给开张处方到公平圩抓点中药煎服。总之，头痛医头，脚痛医脚。不意有一段时间竟有三四个月没来找我，我心中狐疑，后来从侧面了解到，他一位在县城的亲戚送了一瓶进口的维生素 B_{12}注射液给他，那个时候进口的维生素 B_{12}是珍稀药品，不是深交至亲人家是不会轻易赠送的。老人家拿到大队合作医疗站分十次肌注，隔天一次，想不到注射到第八次，老人家自觉仿佛变了一个人，周身关节不再酸痛，头痛、胃痛诸证若失，过后不久我再遇到他，他真的精神饱满、面色红润，判若两人。他对维生素 B_{12}的疗效赞不绝口，仿如灵丹妙药，他连剩下的两次都不去注射了。

这个典型病例印证了“邪之所凑，其气必虚”“正气存内，邪不可干”这个极其重要的预病防病的观点。以方药测证，华老伯所患的风湿痹证、胃痛、头痛诸证是标，气血虚衰是本。原来我替他治疗的一系列手段是治标无治本，所以此起彼伏、反复发作，直到用上了神奇稀罕的维生素 B_{12}，正气才得到扶持，气血才得以恢复，老人家长期缠身的那些病痛方得以霍然若失。后来当我涉猎《黄帝内经》这本被历代医家奉为圭臬的宝典时，对其博大精深的内容我打心底信服。在几十年的业医生涯中，我十分注重患者的体质情况，即使有外邪侵犯，或本身机体功能失调，我都不忘扶正，我都不忘“邪之所凑，其气必虚”“正气存内，邪不可干”。

谈小柴胡汤及其加减方和接轨方

我平素在临床上喜用经方，用得最多的当推小柴胡汤及其加减方和接轨方。所谓加减方包括《伤寒杂病论》中的柴胡加龙骨牡蛎汤、大柴胡汤、柴胡桂枝汤、柴胡加芒硝汤、柴胡加桂枝干姜汤等五条柴胡汤。此外，小柴胡汤与时方平胃散、温胆汤、经方五苓散等的合方，当代经方大家刘渡舟先生起了一个雅名叫接轨方。这两类方，不但在外感病，也在内、妇、儿诸科中应用广泛，疗效显著，确实不愧为经方中的一支“精锐部队”。

许多古今医贤对小柴胡汤研究甚精细，首先让我们看看刘卫红先生对该方七味药功能的分析：①疏肝（柴胡）；②清胆（黄芩）；③和胃（半夏，生姜）；④健脾（人参，大枣，炙甘草）。其相关的对应主治症状也分为四类：①肝气郁滞：寒热往来，胸胁苦满，神情默默，脉弦。②胆腑郁热：口苦，咽干，目眩，心烦。③胃气不和：喜呕。④脾气虚弱：不欲饮食。

这样理顺小柴胡汤的提纲证及"四大主证"条理清晰，使人一目了然，心中了了。

小柴胡汤不但适用于"肝郁，胆热，胃滞，脾虚"诸证，其加减方（包括经方与经方的合方，经方与时方的接轨方）更扩大了其应用范围。刘渡舟先生说："推陈升降小柴胡，古今接轨第一方。"经方善治危难大症，善治疑难杂症，举世闻名。下面举本人应用柴胡汤辈的两个典型医案：

1. 大柴胡汤治疗急性胰腺炎疑似症

黄某某，男性，32 岁，农民企业家。1993 年 2 月 20 日中午因暴饮暴食后出现胸闷气憋、脘腹胀满伴阵发性腹部疼痛。初不介意，在当地医疗站输液治疗。不料两天后病情急转直下，恶寒，高热（T39.3℃），呼吸急迫，胸胁胀痛程度加重，口唇发绀，爪甲青黑，急送我院内科救治。经会诊后诊断为：①慢性胆囊炎急性感染；②急性胃炎；③急性腹膜炎？④急性胰腺炎？当时的病势已呈危重征象，但生化检查却有很大出入，X 光腹透未见异常，血常规除白细胞 1.4 万单位外，余尚正常；血及尿的淀粉酶检查又在正常范围内。病者当时除吸氧、插鼻饲管（以降腹压）外，予头孢拉定、氨苄青霉素等静滴抗炎等。但病情越来越不容乐观，除告病危通知外，欲转诊广州，家属及主管医生又恐路远道不平，病人经不起 8 个小时的颠簸，左右为难。遂急邀本人会诊。刻见：危重痛苦病容，呼吸急促，全腹胀大如鼓，上腹部压痛明显，下腹部有反跳痛，发热持久不退，午后尤甚。T 39.2℃，大便三天未解，导尿管导出的尿液色黄赤，量少，脉滑数（96 次/分），舌红苔薄白。综观此证显为少阳与阳明合病，即拟大柴胡汤加减：柴胡 20g，黄芩 12g，枳壳 15g，白芍 18g，厚朴 15g，法夏 10g，大黄 15g（后下），败酱草 30g，蒲公英 30g，甘草 3g。一剂，水煎服。

上方服后一个半小时先解浓黄小便，后泻秽臭黏液便，可谓臭气熏天，胸闷、腹满、胁痛随之明显消退，体温渐退至 37℃，精神转佳，脉滑略数（82 次/分），舌红苔薄白，病已转危为安，遂拔去鼻饲管和氧气管。我再以厚朴三物汤合大黄牡丹皮汤加减善后，一周后告愈出院。

此证堪称危重，西医会诊最大可能是急性胰腺炎、急性腹膜炎，但实验室生化检查又不支持，况又治疗乏效，方改由中医诊治，采用六经辨证，拟用经方施治，终获全功。

2. 柴胡桂枝汤治疗太阳、少阳经合病

黎某某之妻，40 岁，农妇，城区捷胜沙角尾村人。2000 年 9 月初诊。患者两个月前外感，当时时有发热，恶寒，周身骨节烦痛，经当地医生及彭湃医院拟为“风湿病”治疗，诸症反反复复。因家贫已卖掉耕牛，但仍未康复。当时我的一名跟班学生是该村人，见其可怜，乃介绍她来我处就诊。

刻见面容倦怠，诉每日午后仍有发热恶寒感，口苦，眩晕，两胁苦满，困顿，四肢关节烦痛，饮食、睡眠、二便尚可。舌苔黄，脉细弦。此证与《伤寒论》中所述的柴胡桂枝汤证（发热微恶寒，支节烦痛，微呕，心下支结）相符，拟为太阳、少阳二阳经合病，乃书柴胡桂枝汤加减：

柴胡 15g，黄芩 12g，法夏 10g，桂枝 6g，白芍 12g，太子参 15g，大枣 20g，甘草 3g，防己 10g，生姜 3 片。

5 剂。

上方仅服 1 剂，诸证若失；5 剂服完，人已康复。举家欣喜，托我学生前来致谢。有人认为一些医案称药到病除、效若桴鼓乃言过其实，但类如此案确无夸张成分。

对于经方与时方的合方，刘渡舟先生称其为古今接轨方。这类接轨方意为用“古方”以补“时方”之纤弱，用“时方”以补“古方”之不全。本人就谈谈在临床上用得最多的小柴胡汤与平胃散、二妙散、三拗汤、二陈汤等接轨方的体会。

约 1992 年夏，一外感病人来诊，从其显示出来的症状来看，头晕，口干苦，时有恶寒，小便黄赤，舌红，脉有弦象。自诉已经易医三人，历时四周，都拟为外感治疗无效而来诊。我即拟小柴胡汤加白蒺藜、僵蚕二味，心中窃喜，肯定3剂功成。但世事难料，患者竟来复诊，述上诊之头晕、恶寒已减，余症依旧。细诊之下见其舌头后段有黄腻略厚苔，此为伴有下焦湿热，难怪小便黄赤，遂于上方加三妙散：黄柏12g、苍术6g、薏苡仁20g，3剂而愈。

有一些病例，患者原有脾胃湿热，症伴口臭，舌苔黄厚腻或尿黄，大便溏黏不爽，一旦外感，单纯发散风寒或疏解风热是无济于事的，我常用小柴胡汤合黄连平胃散加减，常常三五剂完事。

感冒发热夹有咳嗽痰多者，疏解外邪为主，止咳化痰为辅，此时我的杀手锏仍是小柴胡汤合三拗汤，然后根据偏寒偏热，或加二陈汤或加清泄肺热的黄芩、桑皮、枇杷叶等，随证适当加减，也常常事半功倍。

我曾写过一篇论文《柴胡黄芩治疗感染性发热临床应用心得》，肯定了柴、芩不但在外感热病，也对感染性疾病的发热相当有效，验证了《苏沈良方》对小柴胡汤的退热作用，其归纳为五点："《伤寒论》虽主数十证，大要其间有五证最得当，服之必愈。一者身热，心中逆或呕吐者可服，伤寒此证最多，正当服小柴胡汤。若因渴饮水而呕者不可服，身体不温热者不可服。仍当识此。二者寒者、寒热往来者可服。三者发潮热可服。四者心烦胁下满，或渴或不渴，皆可服。五者伤寒已瘥后，更发热者可服。此五证。但有一证，更勿疑便可服，服之必瘥。"诚非虚言！

现在我也对《伤寒杂病论》以柴胡名方的六方的临床加减应用，对小柴胡汤与时方的接轨方谈点粗浅的临床体会。我认为柴胡汤辈在临床上的应用机会多，几乎无日不用。难怪有人说，学懂应用柴胡汤辈，临床已可应付半数疾病以上。

柴胡、黄芩治疗感染性发热临床应用心得

柴胡、黄芩二药伍用最早见于《伤寒杂病论》的小柴胡汤中，仲师将此方列为治疗少阳病的总方，自汉以下的历代医家，对此方的临床应用均有所发展，其治疗范围大大超过柴胡“四大证”。柴胡、黄芩为方中之主药，其退热作用不但在外感热病，且广泛用于临床各科，尤其在感染性发热中。笔者就此将临床所得予以综述如下。

1. 急性胸膜炎

黄某某，女，49 岁，家庭主妇，住汕尾市城区东涌镇。1999 年 12 月 31 日初诊。患者发热、胸胁胀满疼痛，干咳 3 天。伴心烦不寐，气短息促，舌苔白浊，脉细弦。X 线报告：中下肺叶呈一片均匀致密影，上缘呈弧形向上，外侧升高。拟为渗出性胸膜炎。建议住院治疗。因家贫需筹款，要求先予中医药治疗。综观脉证，系痰热壅于胸胁，治宜和解少阳、清化痰热。

处方：柴胡18g，黄芩12g，半夏10g，瓜蒌皮15g，黄连5g，桑白皮20g，葶苈子15g，大枣20g，党参20g，怀山药20g，泽泻15g，郁金15g。服药4剂，热退神爽，咳已稀，胸胁胀满大减，仅偶有隐痛，舌苔白略厚，脉细弦。初战告捷，医患双方信心大振，乃再予上方加减5剂，症状消失，X线复查左侧胸膜仍有少量积液，续以原方加减7剂，1个月后，随诊已愈。

2. 胆道感染

黄某某，男性，32岁，农民企业家，1993年3月22日初诊。右胁腹疼痛一年半。近两天来，因暴饮暴食后，胁腹胀痛甚剧，且右胁腹痛反控右背部，伴有恶寒发热，头晕泛恶，呼吸急迫，爪甲青黑，二便不畅，舌红苔薄黄，脉滑数。血常规：红细胞 $14 \times 10^9/L$，中性0.80，B超检查拟胆囊炎。诊断：（1）慢性胆囊炎急性感染；（2）急性胃炎；（3）急性胰腺炎待排；（4）急性腹膜炎待排。中医辨证属湿热中阻，蕴结阳明，致使肝胆失于疏泄，腑气失于通降，为少阳、阳明合病。治宜清泄肝胆，通泄阳明。拟大柴胡汤加减：柴胡20g，黄芩12g，川厚朴15g，枳壳15g，白芍18g，法半夏10g，大黄15g（后下），败酱草30g，蒲公英30g，甘草3g。1剂即效；2剂后，发热已退，体温正常，腹胀胁痛大减，头晕泛恶亦除，大便日3~4次，多为秽臭黏液便。少阳邪热已解，阳明腑实渐清，易厚朴三物汤加味，一周后诸症消失，病告痊愈。随访至今，一直正常工作。

笔者用此方化裁治疗急性胆囊炎、急性胰腺炎等急腹症，其退热止痛效果甚速。

3. 肾盂肾炎

林某某，女性，22岁，未婚，1995年5月21日初诊。小便频短涩痛，腹痛，腰痛1个月，期间时有恶寒发热，体温达38～40℃，舌红苔黄厚，根部尤甚，脉滑。尿常规检查：白细胞（+++），并见有大量脓细胞，红细胞（++），蛋白（+），B超拟左肾炎症改变。西医诊断：急性肾盂肾炎。中医诊为下焦湿热。治拟清热解毒，通淋利湿。处方：柴胡15g，黄芩10g，败酱草30g，土茯苓30g，重楼15g，党参10g，海金沙15g，泽泻15g，益母草15g，川楝子12g。上方3剂后，热退，腰腹痛已微，小便通利，尿色微黄，舌红苔黄，根部稍厚，脉滑。上方去柴胡、黄芩，加黄柏10g、苍术8g，续服18剂，诸症悉除，小便分析及B超复查均已正常。

4. 流行性腮腺炎

吴某某，男，9岁，1998年4月2日初诊，恶寒发热2天，纳差，头晕，时抽搐，检查体温38.5℃，右侧腮腺逐渐肿大疼痛，左侧腮腺明显肿大压痛，边界不清，腮腺管口红肿，舌红苔腻，脉数，证系热毒蕴于少阳，治拟清热化湿解毒。处方：柴胡10g，黄芩10g，板蓝根15g，连翘9g，蝉衣2g，马勃5g，蒲公英18g。另用紫金锭化醋，外敷患处。服药3剂后体温正常，症状消失，续原方加减3剂以巩固疗效。

5. 小结

柴胡、黄芩的退热作用，缘柴胡擅宣发驱邪于外，黄芩擅泄热清里；柴胡升清阳，黄芩降浊火，二药伍用清少阳之热甚妙。柴胡苦平疏肝解郁，黄芩苦寒清热除湿；柴胡升达，黄芩苦降，二药伍用还具有顺畅气机、清调内蕴湿热之功。现代中药药理分析肯定，柴胡煎剂、醇浸膏、挥发油以及粗皂苷等制剂对由伤寒、副伤寒疫苗或酵母液等所引起的动物实验型发热，均有明显的解热作用。而且，还能使正常动物的体温降低，这与其能透表泄热的理论完全一致。近代对黄芩药理研究证明，该药具有抗菌、抗病毒、保肝利胆、抗过敏、降血压等作用。其临床应用剂量，原方柴胡半斤（相当于现代剂量的15g），黄芩三两（相当于现代剂量的9g），这个剂量为临床上的一般用量。体强热甚者，柴胡可增至18～24g，黄芩可增至12～15g；体弱热轻者，柴胡12g，黄芩9g，则达到治疗效果。临床所见的感染性发热者，多与邪正交争于太、少二阳经有涉，故配用柴芩有治病求本而令热退病愈之妙。宋《苏沈良方》中对小柴胡汤的退热作用归纳为四点：一是身热；二是治往来寒热；三是治身热；四是治伤寒差后更发热。诚然，往来寒热及伤寒差后更发热原来就是《伤寒杂病论》中所述，所谓身热和潮热，估计大多应为感染性疾病所致，所以宋人苏轼、沈括对小柴胡汤退热作用的归纳为真知灼见，是经验之谈！

——本文经刘晓红医生补充、修正，与其联名发表

载于《中医杂志》2003 年 10 月第 44 卷增刊

也谈炙甘草汤的应用与剂量

炙甘草汤是《伤寒论》中治疗心阴心阳两虚的名方，功能通阳复脉、滋阴养血。历来被用来调治多种出现“脉结代，心动悸”的心系疾病。

古今医家往往忽视了经文原文之首的“伤寒”二字。现代名医柯雪帆氏在《医林掇英》中借钟老这位中医大师之口，强调了本条经文的真正含义：“这‘伤寒’二字不可忽视，如果不是由外感热病导致的脉结代、心动悸，就未必都适用炙甘草汤。”直接指出炙甘草汤主要适用于外感热病中，外邪入里损伤心脏而出现的脉结代、心动悸。

“脉结代”，著名伤寒大师胡希恕老先生的解释最为明了：“结和代，这是来之脉动的间歇。若脉动时止，而止即复来，则谓为结。结者，如绳中间有结，前后仍相连续，间歇极暂之意；若脉动中止，良久而始再动，则为代。代者，更代之意，脉动止后，良久始动，有似另来之脉，固以代名。”

《脉经》及后世论脉者所述：“结脉，脉来缓而时一止，止无定数。代脉，脉来一止，定数，良久方解。”另外还有“代脉间歇不能自还”。胡希恕氏对此结代脉象注释有不同看法，故做上述阐释。他对应用本条经文的注释：“伤寒由于汗、吐、下之过用，亡津液，亡血液，以是血不足以养心，则心动悸，血不足以荣脉，则脉结代，宜以炙甘草汤主之。”（见之《胡希恕病位类方解》）

关于此经方的剂量问题。根据范吉平、程先宽主编的《经方剂量揭秘》考证后，厘定汉代一两相当于现今的13.8g，一升相当于200ml，那么，炙甘草汤折合现代剂量约（四舍五入法）：

炙甘草55g，生姜41g（切），人参28g，生地黄221g，桂枝41g（去皮），麦冬45g（去心），大枣30枚（擘），麻仁50g，阿胶28g。以清酒1400ml，水1600ml，先将前八味煎至600ml，去渣，纳阿胶烊化，分三次温服。

我在30多年业医的生涯中，炙甘草汤是我最常用的经方之一。大凡出现“心动悸、脉结代”的心系疾病，包括现代医学所称的冠心病、风心病、心肌炎等，我屡用屡获良效，比其他方剂效优；就连心脏彩超诊为心瓣膜缺损的，我都应用过，临床症状改善较快，疗效确切，副作用少。可以说，炙甘草汤是治疗以“心动悸、脉结代”为主要症征的心系疾病的良方。

现举二例以说明：

病例一：华某某，女，42岁，海丰县平东镇人，2007年6月25日初诊。缘患者于一个月前突发心悸怔忡、胸闷，渐至动则气促，稍负重物即感气憋欲绝，当时急送至当地县医院治疗，经心电图及心脏彩超确诊为：①窦性心率不整、心率过缓（50次/分）；②右束支传导完全性阻滞；③二尖瓣关闭不全（中度）；④三尖瓣关闭不全（中度）。接诊医生见其症状及检查结果，觉得病情危重，随时有危及生命之虞，嘱她准备转广东省心血管研究所手术治疗，并告病危，嘱住院。但患者因家庭环境及经济条件不允许她去广州治疗，恳求先接受门诊治疗。经治四周后，上述诸证未见好转，遂转来汕尾找我诊治。

该患者除有上述症状外，面色晄白、神疲气短、肢体乏力，纳寐差，二便尚调，舌淡红有瘀点，苔薄白，脉结代。此乃心阳俱虚，阳虚不能宣通脉气，阴虚不能荣养心血所致。先拟天王补心汤加减：

熟枣仁30g，柏子仁15g，天冬15g，麦冬20g，北五味5g，丹参20g，川菖蒲10g，郁金15g，当归12g，茯苓20g，党参20g，甘草3g。

上方连服15剂，复诊时诸证稍有减轻。思量再三，此病“脉结代，心动悸”，炙甘草汤证已具，况前人有云“愈大证非伤寒方不可”，遂改予：

炙甘草30g，党参30g，干姜10g，桂枝10g，麦冬

30g，生地45g，火麻仁15g，大枣30g，阿胶12g（另烊），丹参15g，川菖蒲10g，郁金15g。

七剂。

米酒50g，清水1500ml，共煎取400ml，复煎加水750ml，煎取300ml，分两次温服。

二诊时，诸证大为好转，胸闷、心悸明显减少，脉结代次数亦大减。效不更方，乃将上诊方稍事加减，嘱每周服5剂，连服30剂。经半年调治，该患者的症状大部分已消失，已能过正常人的生活，唯不敢过度操劳及负重，乃嘱其复查心电图，显示：①窦性心律；②心律不齐，65次/分。心脏彩超示：二尖瓣、三尖瓣轻度关闭不全。时至今日在她感到不适、病情有反复时，仍用上方调服。

病例二：方某某，女，18岁，学生，住汕尾市城区东涌镇，在读高二年级学生，2009年11月19日初诊。患者诉半年来左胸心前区憋闷搐痛，有时搐痛至胸外肌处，感觉难受，面色㿠白，少气乏力，唇色暗淡，心悸怔忡，每次心跳加快持续两三分钟，平素4～5天发一次，特别是在学习或情绪紧张时发作频繁，纳呆，睡眠尚可，二便正常，舌淡苔薄白，脉结代。心脏彩超：①不排除房间隔缺损；②三尖瓣关闭不全。此为胸阳不振，气血亏损，瘀阻于心，心失所养所致，乃拟用瓜蒌薤白白酒汤加减：瓜蒌皮18g，薤白10g，丹参15g，川菖蒲10g，郁金15g，党参20g，麦冬

20g，北五味子3g，茯苓20g，枸杞20g，甘草6g。

上方七剂后，除时有心悸外，胸闷气憋，搐痛诸症已减，因路程遥远、学业紧张，病情稍有好转即停药，病情反复又来复诊。所以，基本上是每月来一次，每次服七剂药。至2010年6月15日再诊，考虑到原方似不甚显效，“伤寒，脉结代，心动悸”这条经文又显现于我的脑际，遂改换炙甘草汤合瓜蒌薤白白酒汤加减：

甘草30g，党参30g，桂枝6g，干姜6g，麦冬20g，生地25g，麻仁12g，大枣20g，瓜蒌皮15g，薤白10g，蒲公英15g。

并嘱加米酒30g，水酒同煎。以此方加减服60剂，诸症基本消失，且少有反复，嘱查心脏彩超：三尖瓣轻度反流，余已正常。至2011年初患者再次来诊时，除偶有胸闷外，其他症状均已消失。

我列举上述二个病例的目的：

①应用炙甘草汤治疗有“脉结代、心动悸”症状的心系疾患疗效往往比其他方药好。

②应用炙甘草汤的剂量，用常量（如上举二例病例的剂量），疗效亦不错。我认为如果用常量乏效后，不妨用《经方剂量揭秘》考证后的兑换剂量。

《提高中医疗效的方法》（贾河先，王辉武编著）中《不传之秘是药量》篇介绍的病例甚有新意：“病员患频发性室性早搏，每分钟停8～10次，经心电图确诊。以往用炙甘草汤无效，原因是：①剂量少；②没有做到水酒同煎，后决定增量处方：生地250g，麦冬45g，桂枝45g，党参30g，麻仁60g，炙甘草60g，生姜45g，大枣30g，阿胶30g，用水1600ml，酒1400ml，煎至600ml左右，分三次服。服药后没有明显副作用，只是想睡觉，略头昏。第三天自觉早搏消失，第六天复查心电图结果正常。”（这剂药的兑换剂量是柯雪帆氏考证的一两=15.8g，所引病例则为柯老的《医林缀英》中的病例）③应用炙甘草汤，不但无明显外感症状可用，有明显外感症状亦同样适用，柯雪帆老前辈已做了临床应用先例，我后辈无需犹豫。

从黄土汤的应用谈辨清病性寒热是愈病第一要义

中医的四诊技巧，望闻问切，先人称之为神圣工巧，如能细细玩味，则辨证论治就能出神入化。但不少医生，甚至是颇负盛名的大医生，也往往会在临床上出现误诊。教训犹深的往往是疏忽辨清“寒热”两纲，现将我印象较深的两则病例记述于下。

病例一：林某某，女，39 岁，农妇，1983 年 12 月 2 日初诊。患者每次月经，少则十天，多则二十天，量不多，色淡红，但绵延不绝，常常与下次经期相距不足一周，十多年来，长期如是。只有在怀孕期间不为经水所苦，经中西医多方治疗，偶有好转，从未显效。询得患者月经色淡，量中，周期尚准，面色皖白，两颧泛红，语音低怯，饮食、二便尚正常，舌淡红苔薄白，脉细弦，重按无力。

患者舌、脉及所现诸症，显系虚寒崩漏。但患者在我诊病过程中反复叮咛，平素忌食燥热食物，并说历来就医都交代医生所开的药物宜凉不宜热，也请我下药宜清凉平补，不然次日则上火诸症加重。当时我亦忖思再三，明明证属虚寒，无理忌温热药物，此乃前医误导，患者亦误解，于是拟温经止血的黄土汤加减：

灶心黄土半斤（取混浊液二碗，煎余药），阿胶10g（烊服），熟附子10g，黄芩10g，熟地30g，白术12g，甘草3g。

上方服3剂后立竿见影，经血已止，精神转佳，诸症若失。

黄土汤本为《伤寒论》中治虚寒便血之正方，但后人用于治疗属于虚寒的上、下消化道出血、崩漏、吐衄、紫癜，均有佳效。我特意问患者此方服后有燥热不适感否？她说："未有，刚好，不凉不热。"十余年的痼疾，3剂中药，拈手而愈。后以调补肝肾方药巩固一个月，随访3年，未再反复，痊愈。

病者之丈夫再三感谢我，我说："先感谢你自己，听说需用灶心黄土，而药房未备，你竟二话没说，把家里的正在煮饭炒菜的土灶掘掉，取灶心土入药，此举让人感动，此情让我吁嘘！"

此虚寒崩漏，西医诊为子宫功能性出血，各种雌激素，如黄体酮及止血药，长期应用，未能收效。中医亦予调治，但囿于不宜进食燥热药物，多拟清热养阴、凉血止血药，此亦违背"寒者热之，热者寒之"

的治疗法则，这样治病，岂能有效？

病例二：王氏，女，69岁，系我县大名鼎鼎、军功赫赫的离休干部的家属。

1984年6月初旬，王氏不明原因突发大便出血，血色暗红，每次盈碗，日竟三四次，病仅二天，人已虚惫得卧床难起。因子女外出，不便住院，乃请某名医出诊，予以肌注、输液、口服中药，可谓中西医“海陆空”全面出动，并另嘱将大剂量旱莲草煎水，加红糖，当茶服，仍未见效，病情告危。患者曾是我的老病号，家属乃邀我诊治，我见王氏面色晄白，神疲语怯，呈重病容，有慢性支气管炎、肺气肿史15年，近两年经我接诊后都是以温肺蠲饮的小青龙汤加补肾纳气药得以控制，其体质为虚寒禀赋无疑，又询知大便质溏，并不干结，胃纳、睡眠尚正常，舌质淡，苔薄白水滑，脉虚，重按无力，平素忌食寒凉食物，乃诊断为虚寒性便血。嘱停服前医所拟的大剂量旱莲草加红糖凉水。予以黄土汤加减：

赤石脂50g（用代黄土），阿胶10g（烊服），黄芩10g，熟地30g，白术12g，熟附子10g，甘草6g，当归12g，北芪24g，党参15g。

一剂。

次日再诊：下血已止，病情稳定，精神转佳，嘱原方再进一剂。

三诊时，诸症已大减，大便已近成形，还时有沾少许鲜血。我再将原方，稍事加减，连服两剂，后告愈。

此病例，前所就医既是县医院中西医结合的高年资科主任，又是患者家人的老熟人。他对此患者的诊治马失前蹄之原因是，不了解患者素体虚寒，所拟大剂量的草药旱莲草，性属寒凉，以寒凉药治虚寒证，犯了虚虚实实之戒。虽以剂量甚大的西药止血药辅以消炎药，仍未能挡住来势汹汹的便血。

所以，我多次告诫我带的实习生、进修生：中医治病，不但要识病，而且要识证，尤其要分清寒热虚实。不然，犹如盲人骑瞎马，夜半临深池了。诸君宜慎之！

肝硬化治疗之管见

肝硬化是常见的慢性肝病，是由各种病因长期损害肝脏引起肝脏的慢性、进行性、弥漫性纤维性病变。在祖国医学中属“胁痛”“黄疸”“积聚”的范畴。

肝硬化的治疗，不管是西医还是中医，都感到很棘手。就是目前的西医对本病亦缺乏较为理想的治疗方案和药物。

1997 年 9 月底，我到福建厦门参加了中医杂志社主办的中医学术研讨会。原《中医杂志》总编辑费开扬教授在会上献出了他几招临床的绝活，其中就有一则治疗肝硬化的验方：

三棱、莪术和参、芪一齐用，加逍遥散的一半，治肝硬化早期非常有效，需连服二个月，再 B 超复查。中期以后就不理想。

方药：三棱 6g，莪术 6g，党参 15g，北芪 20g，柴胡 6g，白芍 15g，当归 10g，鳖甲 15g（先下），丹参 30g，牡蛎 30g（先下），郁金 12g，穿山甲 10g（先下）。

费老此方的立论，以肝郁脾虚、气滞血瘀为肝硬化的主要病机，组方原则为疏肝健脾，行气活血，逐瘀消癥。

正当我反复琢磨费老这条验方时，我在二个月内竟收诊四例肝硬化病人。最为令人惊奇者，这四例病人有三例是胆囊结石切除术后演变为肝硬化者。在西医学中肝硬化的分类，有肝炎后期肝硬化、酒精性肝硬化、胆汁性肝硬化、淤血性肝硬化等等，我接诊的这四例肝硬化病人，一例属“肝炎后期肝硬化”，三例属“胆汁性肝硬化”，都经中西医治疗乏效，他们是抱着碰碰运气而来就诊的。

药随证转，这是临床医生的组方原则。胆囊切除后，胆道不畅，胆汁排泄不畅，导致肝功能受损，致使肝叶质变纤维化。针对这个病因，我认为应该在费老先生的经验方加上疏肝利胆的对症药。我常常选加治胆囊炎效果较佳的中草药，如虎杖、虎刺根、威灵仙等，然后随症加减，并再三嘱其坚持服药 60 剂才去复查彩超、肝功能等。结果四例中除一例外地者，治疗一个月后自觉诸证好转，征询原方可否继续服用后，踏上归途未再来复诊外，其余三例，短的 3 个月，长的 6 个月，竟得痊愈。

其中二例我有记录在案，介绍如下。

病例一：苏某某，男，50 岁，住汕尾渔村。2001

年3月7日初诊。患者有乙肝病史多年，因胆囊结石、切除胆囊三年，经当地卫生院、海丰彭湃医院及我院多次诊治，乙肝两对半大三阳，肝功能异常。蛋白比例倒置，经彩超确诊为肝硬化。屡治无好转，几乎丧失治疗信心。经人介绍而来求诊。刻见：颈下前胸可见六七个蜘蛛痣，肝区时闷痛不适，小便黄赤，晨尿如浓茶，大便、寐、纳尚正常，舌稍红，苔薄黄，脉有弦象，属：①肝炎后期肝硬化，②胆汁性肝硬化，遂拟费氏肝硬化验方加减。

柴胡6g，赤芍10g，丹参30g，郁金15g，制鳖甲15g，生牡蛎30g，穿山甲10g，茵陈20g，鸡骨草25g。

以上方为基础方，便溏时加白术10g、苍术6g、白茯苓15g，口干苦时加黄芩10g、夏枯草20g。

连服60剂，自觉诸症明显好转，于5月10日复查：HBsAg阳性；肝功能：TTT 6u，SGOT 10u，SGPT 20u，A/G：T：76，A：41，G：35。

彩超声像图描述：肝轮廓整，肝内光点增强增粗；分布欠均匀，血管显示尚清，走向正常，彩色血流未见异常，门静脉内径1.3cm。

胆囊切除。脾厚3.2cm。

诊断：肝内未见占位性病变。脾不大。

病家甚喜，继续以中药巩固疗效。后因要出海捕鱼谋生，不方便煮汤药，上中药方稍加减，研末，冲服，以完全功。

例二：庄某某，男，47岁，香港同胞，2001年2月18日初诊。

患者1994年前因胆囊炎、胆石症在香港某医院行胆囊摘除术，四年后发现右胁肝胆区反复拘痛，小便黄赤，面色及眼结膜黄疸日深，遂到原手术医院复查，确诊为初期肝硬化。经治二年病情愈加重，宣告无效。经其亲戚推介，遂来我处求治。刻见：面色暗晦萎黄，巩膜黄疸深度，颜面浮而不实但精神尚可，颈下及前胸有蜘蛛痣数个，纳欠佳，睡眠差，右胁拘痛，腹胀不适，小便深黄。大便稍干结，1～2日一解，脉滑弦，舌红苔白腻。在港地做肝胆B超及肝功能生化检查，确诊为肝硬化并轻度腹水。综上所见，拟胆汁性肝硬化，时至如今，不管是初期或迁延至中期，西药既乏效，中药不妨一试，于是拟下方：

柴胡6g，赤芍12g，当归6g，制鳖甲15g（打，先下），丹参20g，生牡蛎30g（打，先下），穿山甲10g（打，先下），郁金15g，猫爪草15g，茵陈30g，虎刺根30g，甘草5g。

上方随症加减，治疗三月余，服药100剂，所有症状消失，已如常人生活及工作。在香港原诊医院复查黄疸退净，肝功能正常。彩超示：肝内胆管有泥沙状结石，肝实质粗，未见占位性变，胆缺如，脾正常。

病例一、二两位患者，十多年来正常生活、正常工作，多次复查，肝功能、彩超均保持原状，未见反复、恶化。

如是，十多年来，每遇肝硬化病人来诊，我基本上都以费开扬教授的经验方为基础方加减，不管是初期还是中期，我都放胆施治。初期患者每每治愈，中期患者大多数临床症状明显好转，甚至消失，彩超及肝功检查有好转甚至明显好转，但未痊愈。多数患者时时来复诊，认为中药的疗效较为明显。

大凡验方、秘方，即使是名家大师所献的经验方，我们在临床上都要先予试用，疗效确实的，收归宝匮，屡试不佳者，暂寄一旁，要在临床实践中敢于在经验方的基础上化裁加减，认真总结，逐步积累经验，把它化为治病救人的宝贵财富。

四神煎治鹤膝风　疗效真如神

1977年前后，我在《光明日报》的副刊上看到一则报道，记述上海名医王文鼎先生用古方四神煎治疗鹤膝风，效果神奇，文章写得非常优美动人。我读后铭感五内，印象极其深刻，之后我还找人要了那一版报纸留存。

鹤膝风，顾名思义，乃膝关节肿大疼痛、与膝关节相通之上腿及下脚则消瘦，形如鹤鸟之膝，即为现代医学的膝关节病，包括膝关节腔积液、风湿性膝关节炎等，膝关节病发展到状如鹤鸟之膝，那就成了甚难治愈的顽疾了。

王文鼎先生所用的古方“四神煎”，载之于清·鲍相璈所著的《验方新编》，其组方为生黄芪半斤、石斛四两、怀牛膝三两、远志三两、银花一两（后下）五味药，上方剂量乃原方剂量。根据诸多医家在临床上应用的折合现代剂量：黄芪240g，石斛120g，怀牛膝90g，远志60g，银花30g（后下）。

想不到1983年，我竟然首次遇上了此种患者。那是一位乡间七十多岁的农妇，夫家姓林，林阿婆劳碌奔波一生，给她留下了一身病痛，其中最折磨她的是鹤膝风。当她的小儿子邀我去出诊时，林老妇蜷曲在睡床上呻吟不止，脚稍一挪动，则痛得呼天喊地，痛不欲生。她小儿子偷偷告诉我："已请算命先生给她算了命，说她活不过半个月。现在请你来，只不过是尽人事而已。"这是死马当活马医，我毅然放胆开下半剂量的"四神煎"处方：

黄芪120g，石斛90g，怀牛膝60g，远志30g，银花15g（后下）。

水五碗煎剩一碗，顿服。

这剂药当时药价8元，真贵！相当于一个普通人半个多月的伙食费呀。但此后半个多月，病者杳无音讯。我想该不会为算命先生所言中大限难过，还是其他？直至有一天，一位七十多岁的老妇也因膝关节痹痛而来寻诊，并口口声声说是某阿婆推荐而来的。我才知道林老妇尚健在，且已好转。于是我就在次日出诊时特地去随访林老妇。林老妇详细诉说了药后病情变化情况：

她说，当天晚饭后，她就煎服了我开的中药首煎。到了下半夜，感到双下肢如千万只蚂蚁爬行，痒不可忍，膝痛顿时大减，竟能入睡到天亮。醒后，不但膝痛已轻，还能屈伸，自己能扶床沿下床小便。老人家喜不自禁，接连煎服二渣、三渣，到了第三天，竟能像常人一般行走，原来作扶手的拐杖也弃之于门后“退休”了。于是，她逢人便夸奖老李医术高明，当了我的义务宣传员，推荐了不少痹证患者到卫生院诊所找我看病。

因为是首次应用“四神煎”，且获桴鼓之效，故印象极深。有了第一次，以后一遇鹤膝风便率先投以此方，且绝大多数药到效显。而后治郑氏老妇的膝关节病也是甚有趣味的一例：

郑老妇年近八十旬，汕尾世居居民，儿孙绕膝，家境宽裕，患双膝关节酸痛多年，表弟为汕尾名西医，她长年服用西药，初时神效，久之，效渐差。至这一次已全无疗效，曲着双膝或在睡床上，或在躺椅上，痛作时呻吟声高，痛缓时呻吟声低点，举家无策，有人劝导她，西医既无效，不妨找中医试试。在友人的推荐下她儿子邀我出诊。

老人家双膝阵发性剧痛，虽没有肿如鹤膝，但步履维艰，应该是现代医学上所称的膝关节炎，类如《伤寒论》中“风湿相搏，骨节烦痛，掣痛不得屈伸，近之则痛剧……”的风湿证。我想，疼痛在膝关节的痹证就应属鹤膝风范畴，患者原所就诊的均为市有名的西医生，该用的西药估计早已一一用过，我再投以一般的中药有效吗？虞虑再三，终于放胆投以近乎满剂的“四神煎”三剂，并鼓励患者放心服用。真乃天助我也！郑氏老妇服用三剂后膝痛即止，已能起立于家中徘徊走动。患者和家属感激之情溢于言表！

记得几年前《中医杂志》有报道一篇探讨四神煎课题的学术论文。文中将临床随机所遇的鹤膝风按“四神煎”全剂量、1/2 剂量、1/3 剂量的应用后疗效做比较，得出的结论是全剂量为最佳，1/2 剂量次之，1/3 剂量更次之。这方面我未做临床观察分析和总结。我采用的是，病情重、时间久者用全剂，病情稍轻者用 1/2 剂量，很少用 1/3 剂量。大多患者二剂有效，三剂显效，最多七剂，屡用屡验。由于这种病时有碰到，我辄用四神煎为首选，其疗效比其他方剂为优！

2012 年 8 月 27 日，《中国中医药报》载有河北省石家庄市民间名中医乔蔚然医师的验方，其中有治膝关节炎方：黄芪 30g，怀牛膝 15g，远志 15g，石斛 20g，防己 15g，伸筋草 15g，鸡血藤 30g，忍冬藤 30g。水煎服，日一剂。“随其抄方”的报道医生称这些验方“屡用屡效”。显然，这是一则小剂量的“四神煎”的加味方，一般膝关节炎不妨拟用。

诚然，中医是一门实践性极强、历史传承极丰富的传统医学。我希望年轻中医生们“勤求古训，博采众方”，矢志不渝，承前启后，使我们的祖国医学明灯永照，传承不尽，光耀四海五洲。

民间验方是中医药宝库的一朵奇葩

1968年夏，我初涉杏林，眼看着亲朋好友，或邻人和熟人，在身患痼疾时，被医者或验方几剂或草药一二味解除病痛，甚至治愈，心中甚为仰慕那些身怀绝技手握秘方的大小医者。于是，我开始收集验方偏方、秘传、成方等等，从大医院到民间，从阡陌百姓到江湖草医，兼收并蓄，并将其验证于临床，择优汰劣，予以收藏。

悬壶三十多年了，我所付之临床的每则验方都伴有一二件趣事，记忆犹新，难以忘怀，现将其中一些记录下来，奇闻共赏嘛！

1. 地锦草治呕吐

这是来自海陆丰地区民间的草药验方，是我的连襟兄弟胡祖逸老师推荐给我的。原来是用来治疗胃脘外伤后呕吐不止，跌打伤科称之为“伤饭包”的验方。其用法如下：

鲜地锦草约50g，清水洗净，加入第二次的洗米水约800ml，煎存300ml，少量分多次服用（以防被吐掉），一日尽剂，连服3～5天。

1984年夏，海丰县卫生局人事股陈股长的孙子，时约三岁，因不慎从三楼沿梯滚下二楼，生命虽无虞，但留下脑振荡后遗症，经常一进食，即呕吐，虽经大小医院诸多名医诊治，仍未好转。陈股长半开玩笑地对我说："听说你医术很不错，有很多验方、秘方，如果你能治好我孙子的顽固性呕吐，我就服你，你就真正有本事！"这又好像在测试我的功底，我想了想，介绍了上方让其试一试。不久，陈股长在我面前翘起了大拇指，说他孙子经服上方四五次后，晕平呕止，已三个月没有复发，他连连向我道谢。

此方我曾用于颈椎病、脑中风（脑梗死）等多种顽固性呕吐者，包括许多中西医屡治乏效者，均获良效，真可谓药简效显！

地锦草为大戟科大戟属地锦草（Euphorbia prostrate wild）。我汕尾地区俗名小样乳汁草。本品性平，味微苦。查诸本草书、草药书，均未记载其有和胃止呕作用，但临床却屡试屡效，可见地锦草的和胃止呕功能应予补遗。

2. 鸡爪熬食醋治扁平疣

1984年秋，在县卫生局工作的施伟医生询问我，有无治扁平疣的验方，他有一个在广州的侄儿，患此病多年，虽在省城各大医院接受多位专家治疗，但疗效甚微。现在的面部满是疣赘，自嘲“满天星”。施医生是我的忘年交，为人正直豪爽，是我非常敬重的长辈，我向他介绍了一民间验方，嘱其试一试：

鸡爪（取膝以下部分，以新鲜者为良）15 对，加食用米醋 1200ml，文火煎存约 400ml，去渣，顿服，日一次，连服 4～5 天。

两三个月后，施医生向我报喜，他侄儿服用上方五次，一周后面部扁平疣开始脱落，三周后脱净，未再复发，连称神效。这也是一则民间验方，我试用过许多人，绝大多数四五次后痊愈。小儿剂量减半。近来有人反映，目前诸多鸡场养的鸡鸡龄仅数月，太短，疗效不如老鸡的鸡爪效佳，此说亦有道理。

后来，我将地锦草治呕吐和鸡爪熬食醋治扁平疣二则验方先后推介、发表在《亚洲医药》杂志 1997 年总第八卷第 7 期、第 8 期上。

3. 土蜜叶治鼻衄

1979 年夏，我正为参加广东省卫生厅选拔中医药人员的中医考试而全力备考，由于时间紧，复习内容多，资料又奇缺，我焚膏继晷，兀兀苦读，几至亡命。当时人虽年轻，但体质薄弱，营养条件差，经不起日夜攻读的劳心耗神，常常在下半夜发生鼻衄，次日起床，枕头留下一渍血迹，日甚一日，情况不容忽视，我赶紧到汕尾人民医院，找当时在汕尾地区甚负盛名的汕头籍中医师谢海穆先生。谢医生性格爽朗，待人热情，见我特地去找他，即刻停下诊务，询知病情后，给我介绍了一则草药验方：

新鲜土蜜树叶约50g，洗净，加适量清水，擂烂如泥，滤出药汁，加少许红糖搅匀，隔水炖滚3～5分钟（太久则乏效），顿服，日一次，连服3～4天。

我如法炮制，一次后鼻衄止，连服四天后停药，至今30多年，未再复发！我常将此方介绍给用其他方法屡治不愈的鼻衄患者，亦屡获佳效！

土蜜树，为大戟科土蜜树属，英文学名 Bridelia tomentosa BL.，其药用价值：叶治外伤出血，跌打损伤；根治感冒、神经衰弱、月经不调等。树皮可提取栲胶，含鞣质8.08%。

4. 了哥王根煮青皮鸭蛋治下肢静脉栓塞性脉管炎

1983年冬日，庄少南医生向我介绍一则疑难杂症病例：汕尾海关某干部右下肢突患肿胀，由胫向腿部加重，伴酸疼麻重，渐至行动不便，经在当地以丝虫病、风湿病中西药治疗均阻挡不了其症状的加重，当时限于医疗设备缺乏，各种检查手段简陋，转到县城彭湃医院就诊，确诊为下肢静脉栓塞性脉管炎，但屡用西林、链霉素等当时最佳抗菌消炎药，见效亦微。有人提醒他找善治疑难杂症的庄医生试试，庄医生考虑再三，投用中医治疗鱼口便毒的民间秘方，药用：

新鲜了哥王根50g，青皮鸭蛋2个，加足够的水久煎4小时后，去渣，仅吃鸭蛋，每次1个，一日两次。

次日腿肿消退一半，真神效也！病家大喜，信心倍增，连服七次，竟获痊愈！

庄医生的“考虑再三”乃因了哥王根虽然有甚强的清热解毒、软坚散结的功效，但它有较大毒性，应用此方为以毒攻毒，有一定危险性，万一中毒，那可不是小事一桩。

后来，我的一位外地亲戚亦患此病，在当地大医院屡治效微，征询于我，我亦施以此方，并反复交待此药有一定毒性，煎法不能马虎，结果也是七天后基本治愈！

了哥王根为瑞香科荛花属南岭荛花（Wikstroemia indica（L.）C. A. Mey）的根。本品苦，微辛，寒，有大毒。内服时至少要久煎4 小时以上，以防中毒。

5. 蟾蜍肝治疗疔疮走黄

1974 年秋，我经好友吕通鼎力推荐，到海丰县平龙水库工程建设指挥部当资料员，水库工地地处九龙峒山区，夏秋之交是南方山区最好的时光，树木丛生，百草丰茂，虫鸣鸟唱，一派生机蓬勃。每到一个地方，我总喜欢研究那里的中草药，收集民间的单、验方。当看到路边田间左蹦右跳的蟾蜍，我向人介绍：蟾蜍的头颈分泌物经提取后就是中药的蟾酥。蟾蜍功能散热解毒，利水消肿，杀虫消积，是名贵中药材。有一则民间验方，用蟾蜍来治疗疔疮。包括疔疮走黄（相当于西医称为“脓毒败血症”），急取活蟾蜍肝，割破后覆盖在疔疮上，常常药到病除。

事隔三十多年后，在一次老朋友聚会上，当时在平龙水库当广播员的曾娟华女士向我说起一件趣事：

1975年夏，水库工程告一段落，我和娟华等工作人员相继离开水库指挥部，“从哪里来到哪里去”。娟华回海城待业，有一次居委会组织待业青年到海城郊区莲花山区参加义务劳动，下午时分，同伴中有一位姓洪的转业军人，头项后发际浮现一小米粒大的硬疮点，且来势迅猛，越来越痛，来参加劳动者有人识得此乃疔疮，生在脑后发际者俗称“斩头疔”。其疼痛愈来愈剧，疮头肿势很快蔓延，发展到寒战、发热、头痛、周身骨节肌肉疼痛，且烦躁不安，此为毒不外泄，反为内攻，疔毒走散之势已显。疔疮走黄是疔疮恶候了，诸同伴束手无策。这时情势已不容乐观，初生牛犊不怕虎且古道热肠的曾娟华女士向病者及同伴们推荐了我介绍的蟾蜍肝治疗疔疮的偏方，事急矣，不妨一试。夜幕降临，山区一片黑黝黝，娟华及同伴们擎手电的擎手电，拿工具的拿工具，霎时就抓了几只活蟾蜍，随之如我所介绍的办法，剖腹取出肝脏敷贴在洪同志颈后患处，不意，真的立竿见影，未及半个多小时，痛渐轻，肿渐消，高热渐退，寒战亦止不复作，神志转清，烦躁消失，病情迅速稳定下来，睡了一夜好觉，至次日清早，神清气爽，诸症大都消失，再予换药，轻松返回海城，不几天获愈。一场使人揪心的险病终于解除了警报。在这场化险为夷的治疗中，曾娟华女士得到同伴们的赞扬。

记得是1973年初，一位来自海丰县可塘公社的民间医生，忘了他的尊姓大名，常来我下乡的大队作客，此先生治好了岭下村已告病危的华某的肾炎水肿病后，医名颇著，他亦大有诲人不倦之风，不厌其烦为村民介绍了一些医疗经验。我至今仍记得的有二点：①水肿病，肿至足底平、腰背摸不到脊骨、肚脐突出，三者居一即为死证。（须知：腹大如瓮、肚脐凸、足底平是水肿病险证）②疔疮，发在脑后正中发际者（相同于风府穴）、在下巴廉泉穴者、在鼻下人中穴者，三者居一者即为死证。现在回想起来，所说诸症确为凶险病证，限于过去的医学水平，判为死证并不言过其实。当然，医学是随着社会的发展而发展的，古人、前人所判的死证、绝证，相当部分已有救治的办法了，但其断证、医验仍甚有价值，有的是宝贵经验，该汲取的要汲取，该借鉴的要借鉴，切不可藐视之！

6. 治下肢静脉曲张验方

下肢静脉曲张，多发生在长时间站立或长年负重赶路的劳作者。其足胫经脉（即下肢静脉）浮现突出色青，形如蚯蚓。久立或远途行走则胀痛。西医对此，轻者嘱其理疗，重者建议手术。而临床所见，理疗的见效不理想，手术者多伴后遗症，有的甚至症状反复。

有一次，我偶然发现一本日历在每一页的下端附有一则处方，甚好奇之，翻啊翻，竟有一则治下肢静脉曲张验方，药有北芪、当归、生地、白芍、木瓜、桂枝、血竭、红花、牛膝等九味药，未标明剂量，我即抄录下来。玩味此方，有补气养血、调和营卫、温通血脉之功，且用牛膝为使引诸药至下肢，与下肢静脉曲张病机甚为契合，说不定真能治此疑难杂症。

俗话说，无巧不成书。刚好有一位姓施的83岁老叟来看病，问下肢静脉曲张能否服药治疗？1989年，汕尾刚建市，他老人家随其子从梅陇来汕尾居住，我曾治好他的杂病，颇得他的信任。我说不妨一试，询知他素禀虚寒，饮食喜热忌寒，于是书以上方：

北芪20g，当归12g，白芍15g，赤芍10g，木瓜10g，红花5g，桂枝10g，血竭3g（冲服），牛膝10g。

三剂后，施伯复诊，欣喜甚，想不到下肢的青筋明显消沉，行走轻松了许多。效不更方，上方连续服了12剂。病已治到七七八八，施伯回故乡前还来一次巩固，并致以谢意。

自此以后我常用此方治疗下肢静脉曲张患者，特别是症状轻、中型者，多有收效。

7. 治小儿夜寐不宁的验方

记得我少年时，祖母不止一次叫我找几张色纸条，多为青色或黄色，裁为寸半宽，五寸长许，她念我写，至今我还依稀记得四句符语：“房中一小儿，一夜哭啼啼，君子一看见，一见笑嘻嘻。”然后叫我贴在公厕周围墙上或电线杆上。原来是有弟妹夜间哭闹，哄逗无效。我祖母一生经历了晚清、民国、毛泽东时代三朝，老辈人乃使出祖上传下来的符咒来治病。其效果如何，不得而知。

后来，我步入中医殿堂，当然明白了这是小儿夜寐不宁证，也知道用什么方药去应对。其中效果最佳的竟是一则印在日历上的验方：

蝉衣 3g，灯心草 3g，淡竹叶 5g，龙齿 5g，钩藤 5g，甘草 1.5g，茯神 5g。

此方是经我修整后的临床常用方，具有祛风、镇惊、安神、宁心的功效，剂量为 3 岁以内小儿用量。我在临证时在此基础上辨其病因，随证加减，效果相当理想。

记得有一位友人的儿子，时一岁多，每晚半夜醒后啼哭，常需哄逗两个小时方安静下来，甚是烦恼，求教于我，即书以上方一试，竟一剂效，三剂愈。况药不苦，小儿易服，颇方便，特推介之。

趣谈偏方治眼疾

一、蚂蝗糊治虹膜睫状体炎后遗症

我母亲 1972 年秋患了一场眼疾，其诊治颇为周折，亦颇有戏剧性。四十余年过去了，我印象犹深，记下或对后人有所启发。

1972 年 10 月 2 日我母亲突患眼疾，症见：右眼白睛红丝满布、胀痛甚，且牵掣至全头痛，内眦黑白睛交界处有一淡青色米粒状赘生物，视力锐减，视物模糊，拟为：①胬肉攀睛，②急性结膜炎。经公社卫生院医生予内服消炎药（当时以磺胺嘧啶为主）及外滴眼药水，无效。再给予清热解毒、清肝明目的中药亦无效。十天后，头眼疼痛加剧至休克，事急矣！天一亮急送海丰县人民医院（现又改回为彭湃纪念医院）五官科诊治，查视力：VOD 0.4，OS 0.9，右眼结膜重度充血，虹膜后粘连，确诊为虹膜睫状体炎后遗症，予以 10% 阿托品散瞳及西药对症治疗。一周后疗效仍欠佳，再诊时主诊医师姚医生表示治愈无望。姚医生当时是海丰县五官科权威医生，他说这是难治之症，能保住现状不让瞎，就已经是幸运的了。

这意味着四十多岁的母亲可能就要在黑暗中度过她的下半辈子，这是一个多么残酷的现实啊！家里原有的几本石刻医书，如《本草备要》《金匮玉函经》《千金翼方》等早在 1966 年的“破四旧”中被抄走。当时的书店除了毛选、语录、老三篇、老五篇外，技术性书籍寥若晨星。刚刚自学点医学知识的我只能从仅有的《赤脚医生手册》中拼命地翻阅，希冀从中找到可以治疗母亲眼疾的灵丹妙药。

我首先根据母亲素体虚寒、气血不足，除大便溏外，血压、胃纳、睡眠、脉舌基本正常。或照抄蝉衣无比散或拟十全大补汤加退翳明目之药，如木贼草、蝉衣、谷精子、草决明、蛇蜕等，并配合针灸，穴取睛明、承泣、太阳、风池等。五天后，黑白睛交界处之赘生物明显缩小，但头疼眼痛、白睛红丝、视力均无明显改变。此时，我在《广东中草药》中查阅到：用金边蚂蝗捣冷饭外敷，可治角膜溃疡（白膜遮睛）的验方。我斟酌再三，不妨大胆移用于治虹膜睫状体炎后遗症。

用活金边蚂蝗两条（每条约成人中指大小，去净杂质）、冷干饭适量，共捣为泥状，敷患眼，日两次（日间两小时，夜间十小时）。

三天后，奇迹出现了，患眼红丝大减，眼珠胀痛基本消失，眼前黑雾也未有再现，视力接近正常。续用三天，患眼已不红肿，唯瞳孔处出现上下两个圆圈，呈“8”字状。我因初涉杏林，又未精读过眼科学，从未见过此状，心中疑惑。急携母亲到县人民医院再找姚医生，姚医生查阅病历并复查患眼后，十分惊奇，面露笑容，说病已恢复近愈，虹膜后粘连也消失，“8”字状瞳孔数天后会自愈。他对虹膜睫体炎后遗症能治愈感到震惊，认为这是奇迹，再三询问用什么药物治疗，我告之用了偏方。一周后，我母亲瞳孔中的“8”字变回“0”字，眼睛恢复正常了，幸哉！我终于将自己学到的医疗知识治愈了母亲的眼疾！

虹膜睫状体炎后遗症，祖国医学称为“瞳神干缺”，临床属难治之症，中西医均无特效治法。本例治疗得力于蚂蝗糊敷眼。

蚂蝗一药，中药名水蛭，味咸苦，有毒，性微寒，功能活血祛瘀。《本草纲目》谓之“除蓄血，乃肝经血分药，效能通肝经聚血”。目前应用水蛭为主药的血栓通治疗眼底多种疾病（如视网膜静脉阻塞、急性浆液性视网膜脉络膜炎等）。可知水蛭有较显著的去白膜、通血脉、化瘀滞之特殊功能，不失为一味眼科良药。至于配以冷干饭，一为取其性平和且具补益作用，一为可稀释蚂蝗浓度。

二、熊胆调乳汁治化学性眼损伤

1995年夏日，有一天晚上9点多钟了，好友杨建成突然来访，要求给他几片止痛片。我问他要止痛片来干啥？原来他家发生了一件异乎寻常的事情：杨母年已80多岁，素患深度近视并晚期白内障，时不时需滴点眼药水消炎明目。不意这天早晨，小孙女拿错了药瓶，将放在一起的复方土槿皮酊当眼药水交给老奶奶。老奶奶照滴无误，须知土槿皮酊是治疗皮肤滋疮、手足癣的外用药，其刺激性甚强。其注意事项中已吩咐切勿接触眼睛、口腔等黏膜处，连糜烂性手足癣及皮肤破溃处均禁用。当时一滴入眼，即时灼痛难忍，老人家尖叫一声，方知用错了药，顿时举家惊惶失措，立马请在盐工医院当医生的老表冲洗、处理。缓解不及半小时又复痛，只好送入市人民医院眼科冲洗，以图消炎止痛。但至入夜9点多仍疼痛不止，因而有杨建成前来要止痛片之举。我说这是化学性眼损伤。这种痛服止痛片不是上策，解除由土槿皮酊损伤眼结膜、角膜的炎症才是至要。突然间，我想起1967年一幕：一女人因儿子眼疾（现在回忆其所述症状应当为急性结膜炎），中西药及外滴眼药水未愈，向亲戚要了一点熊胆，调了人奶外滴，次日显效，再日痊愈。当时我在场，印象颇深，三十多年过去，此事历历在目。于是，嘱咐老杨先到药店买熊胆一分，乳汁调匀滴目。

次日，建成来告，熊胆调乳汁滴目半小时，痛渐轻，一小时许，痛止。遂一夜安睡到天亮，目疾已退，愈矣！幸哉！

熊胆配冰片，水化后滴目有止痛退翳之功。民间常用此方治疗天行赤目，赤痛如鸠等眼结、角膜炎症疾患，亦可治白膜遮睛等眼角膜疾患。但笔者以熊胆调乳汁治目疾为亲眼所见，确有良效，所以依样画葫芦给杨母试用，希冀能对化学性眼损伤也有良效，果然获预期捷效。

以上二例眼疾的诊治均为亲历，且获意外佳效，印象亦甚深。我深觉为医者当多读书勤学习，经典时方，山野遗珍，兼罗并蓄，为我所用。有时一两则单方验方，则常常可解病者危难于一霎。

小议神经性耳鸣的证治

神经性耳鸣，临床较为常见，患者以中老年人为多。神经性耳鸣虽然非器质性病变，但一耳或双耳不分昼夜嗡嗡鸣响，影响睡眠，影响情绪，更令人不安的是，耳鸣往往是耳聋的前奏。《杂病源流犀烛》中说："耳鸣者，聋之渐也，惟气闭而聋者，则不鸣，其余诸般耳聋，未有不先鸣者。"

考中医学对耳鸣的病因病机归结为：病情或实或虚，实者由外感，或由肝火逆上，或风痰闭窍；虚者或由先天肾虚，或由心脾血虚，或脾虚气陷，或肾阳虚亏等等。并一一列出证治及基本方药。可惜的是，证之于临床，笔者总觉得疗效不尽人意，遂认真采撷百家精华，汲取古今医贤的宝贵经验，探索出一套自认尚可的治疗方药：

治疗由外感引起的神经性耳鸣，理论根据是《伤寒论》中"少阳中风，两耳无所闻，目赤，胸中满而烦者……"。这就阐明，外感病引起的耳闭、耳聋，应属少阳中风之范畴。在临床中，我治外感后的神经性耳鸣多以小柴胡汤为基本方，且随外邪的寒热偏胜、夹杂的他邪（如湿、痰、瘀等），随证加减，如王不留行、蝉衣、石菖蒲、灵磁石、赤芍、泽兰等，疗效尚可。

1982 年，我在红草中心卫生院业医时，有一屠户林某，外感后三天突发耳鸣、耳闭，听力下降，几至两耳无所闻，我予以小柴胡汤加减：柴胡 12g，黄芩 12g，半夏 10g，麦冬 15g，石斛 15g，王不留行 20g，僵蚕 6g，蝉衣 5g，甘草 5g。三剂而愈。

对于慢性神经性耳鸣，临床多见于心脾血虚、中气下陷和肝肾亏虚三种类型。肝肾亏虚者，以六味地黄丸酌加龟板、鳖甲、灵磁石等，即宗左慈耳聋丸方意。六味地黄丸现在是家喻户晓的滋阴补肾名方，再随证酌加平肝潜阳、滋补肝肾的龟板、鳖甲、灵磁石等，治疗肝肾亏虚的耳闭、耳聋有一定疗效。心脾血虚、中气下陷者，我多拟益气聪明汤加减，益气聪明汤是金元四大家之一李东垣所创名方。此方“能治疗因为中气不足，清阳不升而造成的目生内障、视物昏花和耳鸣耳聋的证候”。所指中气无疑为脾胃之气。再看《灵枢经》曰：“上气不足，耳为之苦鸣，头为之苦倾，目为之眩。”这里所说的“上气不足”所致的耳、头、目的病证，显然包括了现代医学所说的脑供血不足性眩晕、脑动脉硬化、耳源性眩晕（迷路积水症)、神经功能性眩晕等病证。所以将益气聪明汤稍事加减，治疗脾虚胃弱、清阳不升及脑供血不足、椎－基底动脉供血不对称等，疗效是肯定的，而这些疾病所伴随的耳鸣、耳闭亦得以改善、消失。

还有一则颇有趣的治例：

黄老师长年献身于教育事业，兢兢业业，荣获全国劳动模范的光荣称号。她刚退休不久，天伦之乐未享，即患此烦人的耳鸣。黄老师历来比较相信我，平素所患大病小疾常找我诊治，但这次看似轻浅的耳鸣，我却多次诊治乏效，心中不甘，常常秉灯查阅资料，希冀在前贤的宝贵经验中得到启发。有一次发现《梁秀清家传秘方选》有载两方，览其药简而法颖，乃予黄老师试用：

方一：肉苁蓉20g，黄芩10g，生地10g。水煎服，日一剂（原方剂量我稍做修改）。

方二：锁阳90g，黄柏60g。共为细末，每服3g，日三次，开水送服。

黄老师坚持服用两方一个月，终于治愈了烦人的神经性耳鸣。黄老师说，初服半个月无显效，至半个月后才渐渐有效，满一个月症状才完全消失。黄老师禀赋较差，曾患过肺结核病，素体气阴两亏，饮食既忌过热亦忌过寒凉物，本人衡量再三，断然用梁氏二则验方，同步服用，竟获佳效。

顺便添加一句，曾在某报刊见到《听力下降补点叶酸》的报道说：美国“今日医学”网站报道，最新研究表明，老年人听力下降和血液中叶酸水平过低有一定关系。建议听力下降的老人，可以适当补充一些叶酸补剂，或富含叶酸的食物，如绿色蔬菜、新鲜水果等。

“不管白猫黑猫，抓得住老鼠的猫就是好猫”。临床如遇听力下降者，不妨予患者叶酸片，并嘱多食用蔬菜水果等。

泻心导赤汤治疗舌部疾患一得

方剂是前人临床智慧的结晶，拓展方剂的应用范围也属医者的智慧。记得有一本在全国高级中医师进修班的学习资料中，载有某名医把“外科第一方——仙方活命饮”拓宽应用到屡治乏效的风湿热痹，竟也效如桴鼓。后来又有人把此方应用到乳蛾（急性扁桃体炎），亦获捷效。这说明，只要病机相同或相类的疾病，则可用同一方法，相似方药治之，此亦为中医的“异病同治”的理念。

下面我举一则导赤散的拓展应用范围之实例。

1980 年初，吴老师的儿子陈某某，年方两岁余，舌下生一赘生物，不时哭闹，言语謇涩，口水自流，不思饮食。据称在某卫生院诊治后予维生素 B_2 及四环素口服，不效，遂转来我处试治。我认为此症为“小儿重舌”，见患儿伴有小便黄赤，大便不畅，遂辨为心脾积热，治以泻热解毒，清心醒脾，药拟泻心导赤汤加味。

生地3g，木通1.5g，黄连1.5g，生甘草1.5g，灯心0.5g，连翘1.5g，金银花1.5g，大青叶1.5g，赤芍1.5g，大黄0.5g（后下）。两剂，水煎服。

第三天吴老师来诉：其子嫌药苦难咽，不肯服食。而当时配此方的黄连需到医药公司找领导特批，况价格昂贵（每钱黄连需三角钱），要倒掉可惜，刚好吴老师的爱人陈某某舌边也发一结节，不痛不痒，只觉碍口而已，当时各医生为排除舌癌，劝其到广州上级医院诊治。陈见其子不喝，乃自己服下，不料两剂服完，舌边结节消失得无踪无迹，大称神效。我听后仍劝用原方设法给其儿子灌服，夫妇照办，两剂后重舌亦痊愈。

以后，我每遇舌部疾患，包括吐舌、弄舌、木舌，凡辨为热性病者，均作心脾积热治之，拟此泻心导赤汤加味方，屡屡得心应手。

口腔溃疡证治的一点体会

口腔溃疡有周期性、复发性及自限性等特点。西医认为本病可能与免疫功能异常、精神障碍、内分泌失调、营养缺乏等因素有关，目前尚无特效药可治。

中医将口腔溃疡称之为“口疮”“口糜”“口疳”等，其含义又不尽相同。

中医典籍早已对口腔溃疡的病因病机有详尽的描述：《素问·气厥论》说：“膀胱移热于小肠，鬲肠不便，上为口糜。”《诸病源候论》：“脏腑热甚，热乘心脾，气冲于口与舌，故令口舌生疮也。”《圣济总录》：“元脏虚冷上攻，口疮。”《景岳全书》：“酒色劳倦过度，脉虚而中气不足也。”《口齿类要》：“上焦实热、中焦虚寒、下焦阴火，各经传变所致。”总而言之，此病的病因病机不外乎：心脾两经积热；清阳不升，浊蒙清道；阴虚龙雷上潜；土衰水槁，火旺水寒；元阳无火等。

我先介绍一典型病案：1995 年秋，一位来自江西省南昌市姓汪的退休老师，刚过花甲之年，患反复口腔溃疡两年余，曾在江西省中医学院附属医院住院，多位名医、教授都前来为之诊治，未愈。后转到广州某医院治疗，亦未愈。因其子调来汕尾电力公司当领导，就随儿子来到汕尾。其子极有孝道，邀请汕尾市内较有名气的中、西医生来给他父亲诊治，历经两个月，连最后一位中西医全能高手也宣告罢手，劝他重去广州。这时，汪老师连喝水都疼痛难忍，整天半张口伏在桌上，举家陪他坐卧不安。后经我院一位医生介绍，遂来找我试一试。

他当时的症状：口腔内颊腭、唇舌等多处黏膜溃破，水食难进，疼痛难忍，面色萎黄，精神倦怠，一进诊室即伏在诊桌上。我询问病情，他自诉胃脘痞满、纳差、大便溏，舌苔薄白润。诊得六脉虚而无力。我认为此为湿热之邪蕴结于脾胃，上熏口舌，下渍大肠，致使口糜及便溏，应为复发性口腔溃疡，遂拟清热解毒、健脾燥湿和疏透郁热的甘草泻心汤。

甘草 30g，法夏 10g，黄芩 10g，川连 6g，党参 20g，大枣 20g，干姜 6g。

3 剂，水煎服。

此时汪老师拿着处方左看右看，面露疑虑，说了一句：“这些药我都吃过。”我亦不介意答道：“这个方子我应用多年，屡治屡效，试一试吧!”汪老师才在其爱人、儿子、儿媳妇扶搀下离开门诊。

第四天复诊，汪老师面带喜色，神清气爽，连声道谢，病情显然好转了。我再诊后，原方再进 5 剂，这次汪老师及其家属再无疑虑了。汪老师的复发性口腔溃疡经过半个多月的调治，终于痊愈了。

为此，他儿子汪书记还专门写了一封感谢信，亲自张贴在门诊大楼上，公开表扬我；汪老师回南昌时，还把我的处方带回家乡，交给江西省中医学院附院江一民教授研究，江教授召集当时参与治疗汪老师的医生、学生讨论、研究，当时为何未能治愈汪老师的口糜呢？最后，无不赞叹我把甘草开至 30g 是有足够胆量、有足够经验的！

治疗复发性口腔溃疡用甘草泻心汤系前人经验，这一点赵明锐氏在其《经方发挥》中阐述得淋漓尽致；伤寒大家胡希恕氏除了用于治疗本病，同时还拓展应用于白塞氏病，均取得良好效果。此方有清热解毒、温脾燥湿和发散郁热的作用，针对顽固性口腔溃疡多因脾阳不振、水湿泛滥和脾胃积热，日久湿热蕴结化为热毒，循经上行，熏蒸口舌、腐蚀肌膜，发为口疮舌烂。也就是说病因在脾胃，其标在口腔，以此为辨证要点。治宜寒热并用，方中甘草量应用 30g 以上甚至 50g 方能速效。我治疗复发性口腔溃疡，应用此方亦二十多年了，均获得良效。

对于其他类型的口腔溃疡，我也有一些临床见解，譬如：

①辨证为心脾蕴热，胃火炽盛，或阴虚火亢者，且不是顽固性、复发性的口腔溃疡者，我则用玉女煎加减（玉女煎加元参、升麻、蒲公英等）。

②辨为心火上炎，此类多伴有热淋，多为急性发作者，用导赤散加川连、蒲公英、白花蛇舌草、滑石等。《汤头歌诀》里导赤散方歌有“口糜淋痛小肠火”，提示此方治此病缘在小肠与心。小肠与心相表里，用之即效。

③辨为肾阴亏损，虚火上浮者，宜养阴清热，引火归元，方用金匮肾气丸加减（用六味地黄丸去泽泻，加附子3g、干姜3g、生甘草30g，或酌加白花蛇舌草、银花等清热解毒）。

此外，亦可兼施外治法：吴茱萸15g、黄连15g、苍术15g三药共研极细末，每次取6g调陈醋成糊状，外敷涌泉穴，一日一换，七日为一疗程。

不要认为治疗一个小小的口腔溃疡，何须花费如此大气力。错了，此病虽小，治起来却相当棘手，特别是顽固性、复发性的。后学者宜费点心机，分清证型，然后放胆拟方，注意药随证转，灵活加减。

偏方治鼻病拾锦

鼻科疾病中，临床最常见要数过敏性鼻炎、慢性鼻炎和鼻窦炎等几种。

过敏性鼻炎亦称变应性鼻炎，以突然和反复发作的鼻痒、打喷嚏、流清涕、鼻塞为主要特征，中医病名叫鼻鼽。此病西医多拟抗过敏治疗。平心而论，抗过敏治疗对过敏性鼻炎大多近期疗效佳，症状控制快，但反复也快，复发率高，实为权宜之计。中医认为，过敏性鼻炎的病因病机：多由脏腑虚损，正气不足，腠理疏松，卫表不固，风邪、寒邪或异气侵袭，寒邪束于皮毛，阳气无从泄越而作。我对此病的治疗是采用玉屏风散合桂枝汤加味方：

北芪 18g，北防风 6g，白术 10g，桂枝 8g，白芍 12g，生姜 10g，大枣 20g，甘草 3g，蝉衣 5g，辛夷花 6～10g。

本方以玉屏风散补气益卫固表，桂枝汤解肌调和营卫，再辅以蝉衣、辛夷花疏风通窍。这就针对过敏性鼻炎的发病机制，予以扶正气、调虚损、益营卫、祛寒（风）邪。综观全方，十分得体。以此方为基本方来治疗一般的过敏性鼻炎（即未见热象，或有寒象者），疗效颇佳。

原广州铁路医院中医科主任董永法先生还介绍了一则过敏性鼻炎的食疗方。董师说，患此病者，经常感冒，当属肺气虚，可用鸡瘦肉适量，加生葱白两三条（约两寸长），隔水炖，喝汤，肉亦可食，对肺气不足的鼻炎有显效。

过敏性鼻炎患者，如过食热物、油炸品等，则鼻涕变黄浓、口苦口臭，此为热象已显，则可在上述基本方中酌加桑皮、黄芩、银花等清泄肺热之药，亦可根据患者其他兼症予以随症加减。

慢性鼻炎，临床上分为慢性单纯性鼻炎和肥厚性鼻炎，是以经常鼻塞为主要特征。中医称之为鼻室。慢性鼻炎，或为肺经蕴热，或为肺脾气虚，或为肺肾阴虚等。针对各种病因病机出现不同征象，可随证选用对证方药。我在这里要推介的，是一则民间验方。临床凡见慢性鼻炎，症见鼻流黄浓涕，或涕液黏稠，或患者素体偏热、忌食燥热食物者，即可拟投下方：

辛夷花 10g，麦冬 15g，枸杞子 15g，菊花 10g（后下），黄芩 10g，银花 12g，甘草 3g。

这是一则平淡无奇、药味简单的验方，证之临床，确实得心应手，屡获良效。但要注意鼓励患者坚持服药两个月，多能获愈。

患者如兼有腰酸，显露出肾虚征象，可于上方加葫芦巴 10g。小儿患者剂量酌减。

就是这么一则“轻、清、灵”的治鼻炎验方，临床上愈人甚多，尤其是小孩，好评不绝于耳。

鼻窦炎也是常见的鼻病，以鼻流浊涕、量多不止为主要特征，常伴有头痛、鼻塞、嗅觉减退等症状。中医称此病为鼻渊。鼻窦炎急性期较好治，迁延失治变为慢性了，则缠绵难愈。鼻窦炎的炎症累及额窦则头痛较剧，累及筛窦、上颌窦，则鼻塞、嗅觉减退较甚。炎症严重时，伴有发热、恶寒。额窦炎，用手指按压攒竹穴（额窦处），有明显压痛；颌窦炎，用手指按压鼻鞍（副鼻窦处），亦有明显压痛。

一旦拟为鼻窦炎，不管是急性期还是慢性期急性发作，投以芎芷石膏汤加减方，不失为最佳选择。基本方如下：

川芎 10g，白芷 10g，石膏 30g，藿香 10g，白术 10g，前胡 10g，辛夷花 10g，苍耳子 10g，淡竹叶 12g，黄芩 10g，甘草 5g。

芎芷石膏汤加减方治鼻窦炎原为董永法老师传授给我的，再经我二十多年的验证，稍事修整，已成为我临床常用方。

以上点滴经验皆为我实实在在的临证心得，诸后学者不妨谨记之，或可以简驭繁。

青壮年遗精慎辨治

遗精者，指不因性交而精液自泄。考其病因，一曰肾虚封藏不固；一曰心肾不交、水亏火旺，扰动精室；一曰心有妄想、心神不宁、君相火亢；一曰饮食不节、酿湿生热、湿热痰火流注下焦。凡此种种，病因不同，治法各异。但今人治遗精，往往忽略了因年龄阶层不同而证治各异，尤其是青壮年人，气血方刚，正在兴旺时期，除了个别性生活放纵致肾亏精损者，心肾不交、肝胆湿热、肝脾失调者反而常见。

我举几个实例，阐明治疗青壮年遗精最易忽略之处。

一、心肾不交

1971 年，我那时还在山区当知青，同村有一青年农民李某某，其时此佬正在追女，精力旺盛，身体亦无虚劳迹象，可是他也有苦恼——遗精，严重时一周四五次之多。他四处寻医治疗，有的补肾涩精，有的滋阴降火，有的清泄下焦湿热，但都没有好转。后来，他到公平镇卫生院找老中医刘培璜先生，刘老医生只给他开了一张三味药的处方。据说三剂药即有显效，九剂后基本治愈，遗精已减为每周仅一次了。这就令人惊异了。当时我初入医门，好奇地将其处方索来一看：

黄柏，砂仁，甘草。

仅此三味药，我即悟出乃“封髓丹”，治梦遗失精。方中以黄柏清肾火；砂仁温健脾运，引五脏六腑之精气归藏于肾；甘草调和黄柏和砂仁的一寒一温，使水火相济，相火不再妄动，得神气安宁，夜眠酣畅，而梦遗失精自止矣。及至询问李某某当时症状，确实方药对证。乃叹刘培璜先生辨证准确，药简效佳，一箭中的，不愧为名医！

二、肝经湿热

1985 年，我医院与广东省政协、省农工民主党联办了汕尾医疗咨询服务中心，广州诸大医院名中西医分批来我汕尾地区支边服务。我有幸侍诊于广州市荣誉老中医、市名老中医胡伯明主任医师。当时有一潮阳县贵屿镇的患者，郭姓，刚 21 岁，竟患梦遗四年，每周二次以上，伴有头晕、困乏、耳鸣、健忘、夜尿频，纳寐尚可，诊得其脉弦滑，舌胖嫩，苔薄白。

胡老先生首先教他做几招体育疗法：①浴鼻（即

屈两拇指擦双侧迎香穴）；②数息（临睡默算呼吸）；③擦腹（叠双手，自脐向下耻骨摩擦）。

处方：龙胆草 15g，柴胡 7g，炙甘草 10g，黄芩 10g，山栀子 10g，车前草 15g，木通 10g，当归 10g，龙骨 30g。

3 剂。

二诊：病有好转，上方加肉苁蓉 30g，3 剂；并嘱其效佳可再进，继续调理。

后来郭某某从其家乡来信致谢，称病已痊愈。

此病例乍一看似肾虚火旺，但胡老见解独到：认为该患者年刚 21 岁，血气方刚，所述症状形虚而实盛，脉弦滑有力则为实证矣。故用清泻肝火的龙胆泻肝汤加镇潜安神的龙骨，3 剂见效后再加大温补肾阳的肉苁蓉的剂量，一泻一补，使水火相济，终于获得良效。考阳痿、遗精一证在血气方刚的年青人中，多为肝经湿热，蕴结日久下注下焦，使经脉不利，阳道不兴，发生阳痿、遗精。先辈治此证，强调疏肝、清肝、化湿，龙胆泻肝汤为治此证的常用方剂，且随证或加川足、肉苁蓉、韭子等温阳补肾生精药物，或加菖蒲、远志、茯神，以宽胸安神宁心，常常药到病除。

三、肝脾失调

2010 年上半年，福建厦门有一位姓罗的男患者来诊，年刚 27 岁，在厦门市中医院做彩超示：①右侧附睾头多发囊肿；②左精索静脉曲张。前列腺液生化示：卵磷脂小体（+），白细胞>30，pH 6.5（正常值6~6.3）。临床症状：尿频、尿短、淋沥不尽3个月，双侧少腹拘痛，双大腿内侧麻木感，性欲低下，勃起无力，梦遗，腰酸膝软，口干，右耳鸣，寐差，大便尚调，舌红苔白腻，脉弦滑。

我先辨为肾之气阴不足，夹杂下焦湿热、瘀毒内阻，拟六味地黄丸加味效欠佳，后又拟经验方：肉苁蓉15g，巴戟10g，淫羊藿10g，黄柏12g，苍术8g，海金沙12g，白花蛇舌草30g，铁马鞭20g，甘草5g，亦乏效。

忽忆起《胡希恕病位类方解》中载："四逆散加龙骨牡蛎汤：即原四逆散药各取9~12克，更加龙骨牡蛎各15g，水煎服。治四逆散证而有龙骨、牡蛎证者，增量芍药，治阳痿甚验。"言简意赅，甚易记忆。

于是拟方：柴胡12g，白芍25g，枳壳15g，甘草6g，生龙牡各30g，肉苁蓉12g，巴戟12g，麦冬15g，五味子3g，黄柏10g，砂仁5g。5剂。

一周后复诊：未再遗精，附睾已无拘痛，诸症好转，甚喜！此例用药，并未计较西医检查的睾头囊肿、精索曲张及前列腺炎，径直用中医辨证施治，亦获佳效。

乃嘱患者回家之后，可请当地中医生酌情将上方加减，以巩固疗效。

遗精乃常见病，找中医治疗的颇多，尤其是中青年患者，不少为肝经湿热、君相火盛、湿热下注，或肝脾失调，可辨证选用三才封髓丹、龙胆泻肝汤、四逆散加龙牡汤方等，注意药随症转，常获桴鼓之效。业医之后辈者，当慎辨治之。

治疗荨麻疹的几则妙方

《岳美中医话集·博彩众方琐谈》有载："王清任通经逐瘀汤治疗现代医学中的荨麻疹，较其他方剂为优。方为：刺猬皮、薄荷、地龙、皂刺、赤芍、桃仁、连翘、银花。加减法：血热者酌加山栀子、生地黄等；风冷者加麻黄、桂枝等；虚热郁成者，加银柴胡、地骨皮等；咳嗽喘息者，加杏仁、苏梗等。每日一剂，至症状消失为止。愈后，继服人参健脾丸三日。"

岳老所推荐治荨麻疹的通经逐瘀汤，我经查王清任原著《医林改错》，方药不尽相同，显为已经加减变通的验方。

又查有关资料，人参健脾丸：人参、白术、橘皮、麦芽各60g，山楂45g，枳实90g。本人临床应用，以上方剂量比例炼蜜为丸，每丸6g，2丸/日，开水送服。附记于此。

本人历来治疗荨麻疹，急性者多用升降散加味或消风散加减；慢性者，多宗上述岳老的通经逐瘀汤。

至今20余年，所治病例数十例，大都经西医用抗过敏或加消炎药乏效者，大凡有耐心，坚持服药2个月以上者，治愈率、显效率较高，许多已多年不复发；时有反复者，续用原方治疗，荨麻疹症状又得以有效控制。

2010年春，有一吴姓青年，患慢性荨麻疹两年，苦不堪言，经本人以上方治疗一月余未效。后由我儿李佩颖接诊，他不走我的老路，转用《中国中医药报》报道的验方：生龙骨、牡蛎（打）各25g，苦参15g，荆芥15g，防风15g，银花25g，黄芩25g，生地20g，麦冬20g。三剂后不再发作，效果比我应用通经逐瘀汤更佳。后来，他又试用多例，竟然都获良效。此方以疏风、清热解毒、养阴镇潜为立意，也不失为治荨麻疹的一则良方。

此治荨麻疹的验方排在首位的二味药：龙骨、牡蛎，为国内一些名中医治疗过敏性疾病的经验对药。结合现代药理，生龙、牡很可能有拮抗乙酰胆碱样作用，也可能有拮抗组胺等血管活性物质的作用，从而使变态反应得以控制。

所以我觉得岳老推荐的通经逐瘀汤和《中国中医药报》推介的验方，同为治疗荨麻疹的妙方，但其立意、立法、方药迥然不同，各有各的特色。2012年9月10日《中国中医药报》报道：《一味徐长卿治急、慢性荨麻疹》，文中介绍具体的使用方法：徐长卿

25g，蜂蜜15g。水煎服，每日一剂，分三次服。或徐长卿粉碎以蜜为丸，重9克，每次1丸，每日3次，温开水服。用于急慢性荨麻疹，一般急性者用水蜜煎剂，慢性者多用蜜丸。该文作者之老师石思骏先生长期用防风通圣散治荨麻疹有效，后又在防风通圣散的基础上加徐长卿，则疗效可增一成。又以单味徐长卿水煎服疗效亦好，再加蜂蜜水煎服，则疗效大增。我也在经临床试用，有一定效果。

另外，临床有许多荨麻疹外洗方，我筛选一方，附记于此。方为：马缨丹200g，小飞扬草100g，大飞扬草100g。煎水外洗。可煎二次，连用5~7天。

歪打正着　一箭双雕

大千世界，无奇不有。意外有收获，误煎出奇迹。《提高中医疗效的方法》（贾河先，王辉武编著）录载某杂志一则奇特的报道——《误服钩藤210克使高血压及中风后遗症获得显效》的医案。

报道称，一名患者有高血压及中风后遗症，血压170/100mmHg，话语不清，步态不稳。服潘生丁、复方丹参片、罗布麻叶片等效果不明显。当时医生给出的处方为：钩藤30g（另包，后下），葛根30g，丹参15g，牛膝15g，红花10g，石决明30g。药房配药时未将210g钩藤分成七小包，而是单独包成一大包。患者回家后误将一大包钩藤作为一帖药煎煮（煮沸20分钟）。临睡前他一次服完。一夜无事，清晨起床，他顿觉脑清神爽，行走稳当，自从中风以来未有过这样的轻松、舒适，不觉欣喜万分，慨叹医生这次开的方子真灵验。煎第二帖药时，始觉煎错了药。复查血压150/90mmHg。这是一则误煎出奇迹的意外获效的典型病例。因此，有人提出，钩藤一日剂量 10 ~ 15g，疗效不满意，而以 60 ~ 75g 疗效最好。这就给钩藤的临床应用厘定出新的有效剂量。

我一位做生意的朋友，自少体质衰弱，19 岁那年又患肺 TB、胃溃疡出血，刚值知天命之年，肾亏症状又十分明显，伴随之而来的过敏性鼻炎也越发严重，终日喷嚏频作，清涕自流不息，腰酸难耐，阳痿几至“武功全废”，自觉老板形象难再。寻医问药之后，疗效不显，后经友人推介，遂每周炖服 3 次补肾妙方：

鹿茸 3g，鹿尾巴 15g。或加点瘦肉、乌鸡等调料。

隔水炖服，隔日一次。

考鹿茸，功能补肾壮阳，益精血，强筋骨，为峻补元阳之上品。鹿尾巴，查阅多本本草及中药学均未载其功用，近三十年来，来之蒙、藏牧区的资料，高度肯定它的大补肾阴之功效，经普遍多人应用后，此功效也得到公认，市场药价也随之飙升。鹿茸峻补肾阳，鹿尾巴大补肾阴，真可谓珠联璧合，此方遂成补肾妙方，既补阳又养阴。令人惊奇的是，这位朋友服用一个月后，腰酸大减，性功能明显好转，让他意外的是，过敏性鼻炎的鼻塞、喷嚏、清涕长流等症状几至消失，近乎痊愈。治肾亏亦治鼻炎，可谓一箭双雕。然而经仔细寻思，这也是题中应有之义，早在 20 世纪 70 年代初，《新中医》杂志就曾报道过大补督任治鼻病的专题论文，从经络学说方面立意立论立治。

我的一位吴姓好友，年轻时身强力壮，但他刚二十岁就头渗白发，真可谓“繁华镜里暗换青青发”。及至下乡当知青时，身挑180斤能翻越20余里崎岖山路，颇有英雄气魄，其壮不亚于乡间的青壮年农民。待到回城就业时，他自觉腰酸背痛日益严重，腰肌劳损症状十分典型，天气变化时起床艰难。后来经人推荐：他饮喝了汕头市中药厂的“长春药酒”加泡上品的制何首乌。据说此配方的药酒长期饮服疗效甚佳，并称此方已治愈了不少腰痛，包括被诊断为腰肌劳损、腰椎风湿病等患者。老吴如法炮制，服用至三个月后，不但腰痛消失，连花白的头发也还原为青青发，老同学老朋友见面皆惊奇！

其实说奇亦不奇。何首乌治白发的功效自古就被推崇，在长春药酒中加泡何首乌，也属一箭双雕。既治愈腰痛又乌了白发！细思其理，偶然之中，寓于必然。

在医疗实践中这种意外的神奇是屡见不鲜的，业医者要像科学家一样，要关注每一个意外，要善于分析、总结，加以提高，再付之临床，就会产生奇迹。这就是创意，而且是科学的创意！

骨椎病证治琐谈

人体的骨椎最容易引起病变的部位是颈椎和腰椎，或骨质增生，或椎间隙变窄，或椎间盘突出等。腰椎病在临床上通常是以腰腿痛为主症；颈椎病则以头晕头痛、一侧上肢酸痛麻木为主症。

颈椎病、腰椎病属中医学的痹证范畴，称为骨痹较为合适。20 世纪 80 年代前，不知是当时的医疗设备落后，还是这类病真的少发，许多临床多年的医生，甚至高年资医生，常常对此漏诊，甚至误诊。下面我专就漏、误诊，举两个例子。

汕尾某医院院长的老母亲，当年七十有余，突发头晕目眩，天旋地转，颈项拘急，右肩臂连上肢酸麻不能举高，甚时伴有恶心呕吐等。医院里的大夫们不敢疏忽，该查的查、该用的药都用上了，过了七天仍无效果。院长的姐姐、姐夫都是我的老熟人、老朋友，把我请到他们家去会诊。一问，各种检查都做了，唯独没照 X 光颈椎片。各种诊断都有，如脑动脉硬化症、不排除脑血管痉挛等，唯独没有怀疑颈椎病。我初步拟为颈椎病，予我平时常用的治疗骨椎病的药方稍加减，五剂。老人家服至第三剂，症状全消，迫不及待赶回乡下过她的舒适日子了，三个月没有反复，老朋友连连向我道谢。

20 世纪 90 年代初，汕尾出口公司黄经理的夫人，当年五十来岁，她的病更复杂，从头到脚无一处舒服。黄经理本是我的熟人，但他的夫人信西医畏忌服中药，在我院及其他医院从 X 光片、CT、MRI、脑电图、脑血流图、生化全套等查了个透，或拟更年期综合征，或拟自主神经功能紊乱。治疗了一段时间，疗效不佳，乃转到省城广州，到中山医院、省人民医院、南方医科大学附院逐一“拜访”，各项检查又从头来过，并请一流水平的教授、专家诊治，一年时间后，病情“风光依旧”，只得返回汕尾老家调理。

有一天黄经理心血来潮，夫妇俩来到医院门诊部找我，称兄道弟，亲热备至。我询知了治疗经过及刻下症状，觉得经理夫人疑似颈椎病，而一系列检查唯独未照 X 光颈椎片，乃嘱补照颈椎斜、侧位片，果然是颈椎病。于是书以骨椎病经验方加减，并嘱坚持内服中药外，可辅以理疗。

黄先生是我的老同学，他是汕尾凤山祖庙和关帝庙重修的主要骨干，虔诚之心，天地可鉴。有一次，他组织妈祖诞辰巡游活动，黄同学任总指挥，每至道路不平处，他就顶上去扶轿。在一处路面不平处轿顶倾斜，顶角撞到他的脑后右侧。从此他经常头痛，找跌打伤科的名医做头部外伤治，无效，找某名中医治也由于有头部外伤史，给予活血祛瘀、通络止痛方药，仍然疗效甚微。有一次，他找我试一试，我当然不会重复前医老路，首先从其显露出来的症状，初诊为颈椎病，开了一张治颈椎病的对证处方，并嘱予到医院照 X 光片以确定病情。X 光片结果出来后，证实我的诊断无误。黄同学服了我开的方药后，头晕头痛逐日减轻，一个疗程后症状消失。

颈、腰椎病现在是常见病了。颈拘、后头痛或偏头痛、伴一侧上肢酸麻或肩胛背痛，一般医生都会诊为颈椎病。腰椎酸痛，甚或牵引一侧下肢酸痛麻木，一般医生也会怀疑为腰椎病，都会交代患者到医院做 X 光、CT 或 MRI 等检查，予以及时发现或确诊病情。但在 20 世纪八九十年代，这种病并不常见，连许多高年资有丰富临床经验的医生也常常漏诊误诊。我究其因：开放改革让国人渐已告别贫穷，日不愁三餐，夜不愁一宿，老百姓的硬板床普遍换上了颤悠悠的“席梦思”，睡的时间久了，“席梦思”垫里的海绵层以及弹簧随着人的体位凹凸而松紧不一，人体的骨骼肌肉反而要去迁就床垫的变形，时间久了人体最活动的关节不变形才怪呢。现在的医生对骨椎病人的医嘱是：床垫垫硬板或床垫换上木板床，这是对的，合适的。

至于骨椎病的治疗，有用理疗的，如推拿、牵引、针灸，有用外用药敷贴的，或用中草药熏洗。也有人推介蛙泳是修复骨椎病最好的保健、康复运动。我是中医内科医生，用的当然是内服中药，对这类病总的治疗原则是补肾、舒筋通络、疏通气血。因为中医认为“肾主骨”，所以骨的病责之于肾，补肾既是治本，也是治疗虚性疼痛的大法，所谓“不荣则痛”；骨质疏松、增生，骨刺，椎间隙变窄，椎间盘突出，导致了周围经络气血运行受阻，或者说神经受压迫，诸多症状出现，所以急需舒筋通络、疏通气血以止痛，所谓“不通则痛”，所以我治骨椎病的治则，既补肾养荣，亦通络、舒筋以止痛。

我用药遣方基本规律：补肾阳用肉苁蓉、巴戟、杜仲、淫羊藿等；补肾阴用天冬、枸杞、熟地、山萸肉、桑葚子、制首乌；通络止痛用僵蚕、川足、全蝎、土鳖虫等虫类药；颈椎病加引经药葛根、羌活、秦艽、姜黄、桑枝等；腰椎病加引经药桑寄生、怀牛膝等。总之，临床拟方要药随证转，灵活加减，定能出神入化，出奇制胜。

止痉散治疗骨质增生病一得

骨质增生性疾病（如增生性脊椎炎、颈椎病、腰椎病、跟骨刺、大骨节病等）属于中医痹证范畴，亦有称为“骨赘”“骨痹”“骨痛”等。其病因病机为肾虚髓亏、骨失濡养或痰浊瘀血，阻于经隧，深入关节筋骨所致。一般在治疗上以补肾养肝为主，辅于活血化瘀为治疗大法。临床上骨质增生病患者是以痛证为主诉，如颈椎病的头痛、头晕、颈项拘痛，痛连上肢；腰椎病的腰痛、腿痛，或痛不可忍，或疼痛缠绵不止。如何迅速解除患者的痛苦是我们医生不可忽视的课题。笔者在多年的业医生涯中，留神于临床疗效，经近200例的反复比较，认为止痉散（由蜈蚣、全蝎二药组成）是治疗骨质增生病止痛最速、作用较强的首选药物。

止痉散功能息风止痉，临床应用甚广，常用于中风、惊厥、偏正头痛等。止痉散为虫类药物，具有善于通经达络、深搜细剔潜伏于筋骨深处病邪的特点，用于治疗骨质增生病，通经止痛，解毒散瘀消肿，其效甚著。善用虫类药物的近代医家恽铁樵认为，诸虫类药物的药效“蜈蚣最猛”。著名中医大家岳美中教授亦认为，“余历来使用蜈蚣、全蝎之经验，觉其镇痉之效，并不显著，而镇痛之力特强，用之得法，有立竿见影之妙”（见《岳美中医话集》）。愈益证实笔者临床观察对路，选药无误。笔者治疗骨质增生病，在辨证论治的药方上常加止痉散，屡有奇效，故不揣浅陋，予以推介。

典型病例

例一：江某某，女，40 岁，住汕尾市城区红草镇南汾村，农妇，1994 年 10 月 20 日初诊。患者经年劳作，于 8 月初旬突觉左腰腿疼酸甚剧，且患肢屈伸不利、卧床不起，常在夜寐中痛醒，然饮食、二便均正常，在当地中西药、打针、针灸治疗未曾间断，但无显效。X 线腰片确诊为腰椎病。刻诊除左腰腿酸痛外，还有头晕昏、气乏，有畏寒感，舌淡少苔、脉虚缓，证系肾阳亏虚，瘀阻经络。处方：熟地 30g，细辛 5g，杜仲 30g，淫羊藿 10g，怀牛膝 15g，地鳖虫 10g，川足二条（研冲），全蝎 4g（研冲）。四剂。10 月 25 日二诊：患者腰腿痛已减大半，已能自如走动来诊。效不更方，续用上方七剂，以巩固疗效。

按：患者初见首诊方，笑曰：除川足、全蝎二味，余药均已服过多次。我答之，不妨试试我的方药。半年后笔者随访时患者诉除阴天气候腰腿稍不适，已无大碍，亦深信不疑止痉散乃治其病之关键良药。

例二：颜某某，女，75岁，住汕尾市区奎山村，家妇，1995年2月9日初诊。患者腰痛腿酸反复三年，有高血压史，习惯性便秘史，亦有跌伤史。1月初家务劳作时腰痛甚剧，右腰臀部尤甚，伸屈掣痛，小腹亦痛甚，在外院治疗无效而来求诊。刻诊：心悸，血压170/106mmHg，纳可，睡眠因腰痛而欠佳，大便2~6天一解，质尚正常。X线腰片：①老年性骨质稀疏脱钙，合并第3腰椎压缩性骨折；②第12胸椎轻度压缩性骨折。舌略红苔薄腻，脉细弦数。证系肾气亏虚，肝阳上亢，瘀阻经隧。处方：骨碎补30g，自然铜30g，怀牛膝30g，元参20g，火麻仁20g，地鳖虫10g，川断20g，台乌10g，川足二条（研冲），石决明30g（先下）。三剂。

2月16日二诊：腹痛明显减轻，血压144/90mmHg，腰腿痛仍如上诊。上方去石决明，加补骨脂10g、全蝎4g（研冲），九剂。

2月25日三诊：腰痛基本消失，大便1~2天一解，质正常，生活能自理，亦能做少许家务。二诊方稍加减，续服七剂，随访四年未有大反复。

按：本例之疗效，医患均意外。笔者体会有二：①首诊单用川足，腰痛未除，二诊加用全蝎，即见捷效，可见二者并用其效倍增；②患者三年来多次肌注康宁克通－A，长期服用抗风湿西药及激素，始有显效，继则效微，终无寸效，反致骨质疏松益甚，易用中医药治疗，效亦甚捷，且无副作用，至今四年，仅偶有少许反复，即进上方，随之渐愈，可见中药疗效巩固。

笔者在治疗骨质增生病的临床实践中，认为于辨证论治处方中加止痉散，可获迅速止痛、改善症状令人侧目的疗效，其实验室机理有待高明研究。另之，此二药不耐久煎，久煎则效力减少，宜研末冲服，一般以川足1～3条，全蝎3～5g为常用有效药量。一得之见，供同仁临床参考。

——本文刊于《中国临床医药研究》
海南出版社第10卷，1998

不应失传的一则治痨验方

中医学的“痨证”，现代医学称之为结核病。肺痨称肺结核、骨痨称为骨结核等。现在的结核病治疗，药物有链霉素、异烟肼、利福平、乙胺丁醇等，且治疗方案亦趋于规范化。世界卫生组织（WTO）拨款给世界各国，凡是结核病人服药免费（当然指抗 TB 药部分），所以目前的结核病已少见了，即使患病也能很快地得到控制。

关于结核病的治疗，我是中、西药齐下，两样货式齐备：西药方面，不外是 WTO 那一套标准方案；中医方面，我的业师简行简教授授予我一套不同于传统用药的新法：简老认为，肺 TB 的发病原因，中医认为是感染痨虫引起，与西医认为感染结核杆菌所致的认识是一致。但中医治疗原则，简老不同于传统疗法，他认为应以清热解毒为主。简老的家传秘方我接过后，穿插上民间验方“铁破汤”，用药规律如下：

杀菌、清热解毒：败酱草、铁包金、穿破石、十大功劳、银花、百部等；

滋养肺阴：天冬、麦冬、生地、百合等；

温肺止咳：冬花、紫菀、北五味、蛤蚧；

润肺止咳：川贝、杏仁、沙参等；

止血：白及末、仙鹤草、紫珠草、阿胶；

退虚热：白薇、地骨皮、银柴胡等等。

简老特别指出，升麻一药，它本身有很强的解毒作用，配合其他清热解毒药杀灭痨虫，效力倍增；另外，升麻是一味引经药，能载药上行，而肺 TB 是上焦病，显得十分合拍。要注意其用量不宜多，3～6g 就可以了。

实践证明，中、西药双管齐下，既可减轻西药的不良反应，也大大缩短了疗程。

关于结核病，我有两件事要提一提：

第一，我堂伯父李攀洲于 1958 年患腰椎 TB，当时是中国的“大跃进”年代，缺医少药，国外先进的抗 TB 药尚未进入国内，单凭汕尾地面那点水平的中、西医药根本不顶事，直至腰椎骨穿孔流脓，病菌扩散而一命归西。终年仅 40 岁，悲夫！

第二，我夫人之好友黄惠娇，据说幼年时从楼梯上滚跌下来腰椎跌伤失治以致驼背。1985 年旧病复发，肺 TB 和腰椎 TB 同时发作，这个时候中国的医学水平今非昔比，抗 TB 药应有尽有，可是惠娇不但对链霉素过敏，对异烟肼、利福平一类亦不适应，体质越来越差，精神萎靡不振，甚至卧床不起。主治医生亦束手无策。刚好我爱人去探病方知情况严重，问我中医有否治结核病的好方药，我想起业师简行简先生曾授我治疗结核病的另一绝招，于是开了两张处方：

1. 内服方

银花12g，百合12g，麦冬9g，生地9g，冬花9g，白薇6g，川贝6g，天冬6g，百部6g，紫菀6g，甘草3g。

水煎服，日一剂，三个月为一个疗程。

2. 肺结核药枣

在服上方期间必须加服药枣，但须相隔2小时。

败酱草1250g，穿破石1000g，铁包金1000g。

各药切碎和匀放大陶煲内，水浸过药面两寸，用炭文火煎两小时半，不时搅拌，以防焦底；再滤去药渣，投入去核大枣三斤，浸一夜；再用文火煎一小时，连所余药汁和枣肉一同曝晒，晒时不时翻动，使药汁渗入枣肉内，晒九成干，瓶贮。

服法：早晚各服药枣七枚，开水送服，忌茶，细嚼慢咽，服完为一个疗程。

以上两方惠娇坚持了一个疗程，咳稀痰消，盗汗止，纳、寐正常，精神转佳，病情稳定，已趋康复。以后，惠娇长期坚持服药枣，听说坚持到现在。年六十有三，仍精神矍铄。

在现代医学高度发达的今天，类似黄惠娇这类对抗 TB 药过敏、不适应的 TB 患者时有遇到，以上两方不妨一试。

我认为，这是一则不应失传的中医治痨验方。

不要小觑中医外治法

所谓中医外治法，即是采用中药敷脐、敷贴涌泉穴、保留灌肠，或者采用中药热熨法，或将中药制作成软、硬膏药外贴患处等来治疗一些疾病的方法。

清·吴师机《理瀹骈文》中说："外治之理，即内治之理，外治之药，即内治之药，所异者法耳。"外治法具有简便廉验、副作用少等优点，还可弥补一些内治法的不足，特别对小儿畏忌服药者更具优势。外治法可以弥补内治法的不足，有时内外同用会使疗效倍增。

许多民间草医，其家传的一二则外治验方，常常药到病除，声名远扬，真可谓"一招鲜，吃遍天"。本人就时有收集一些民间的外治方药，凡经临床试用后有佳效的都予以收集和推介。所以，我劝后学者千万不要小觑中医外治法。

2008 年秋，在一次宴席上，我的同学余泗华的夫人菲嫂突然征询我，她的孙子，七个月左右，老是口水不断，连下巴都浸泡红肿了，看了甚为心疼，问我有何妙法。我说，此为滞颐，小儿患此病部分稍长自愈，如病势较重，服中药又不便，西药又不灵，可试用一法：

吴茱萸研末，每次1.5g，调米醋成糊状，每晚睡前敷脐，外加保鲜膜及药用胶布固定好，次日起床撤掉。可连用3~5天。

次年，泗华夫妇来到汕尾，欣喜地告诉我曰：所介绍的外治法，三次即把其孙子滞颐治愈。他们又把此方药推荐给友人，屡试屡验。

临床当中，我也经常将外治法介绍给病家，下面几则我亲自试用，效果可靠者：

1. 盗汗：小儿者，五倍子研细末，每次3g左右，调口水或醋或冷开水，临睡前敷脐，次日早撤之。成人者（包括内分泌失调、肺结核等），用五倍子、郁金各等份，研细末，每次5g左右，用法如上。

此法我在20世纪70年代初见于某医学杂志，后又见载于清·叶天士《种福堂公选良方》，可作为盗汗服药乏效者的辅助治疗。本人用治多人皆获佳效。

2. 脐腹胀痛（包括肠痉挛、不完全性肠梗阻等）：粗盐5斤，桂枝30g，吴茱萸60g，将其炒热至微焦黄色，装布袋，敷脐腹。敷至药冷，可重复炒热再用，至盐为细粉方弃之。

记得是1986年，一朋友之父，是一位盐工，年六十余，突发腹痛，经当地医生诊治无效，疑为“肠梗阻”，建议送医院手术治疗，病者坚决不住院，其子求治于我。我拟为①寒秘；②不排除“肠梗”，一方面用上述桂枝、吴茱萸炒盐方敷脐腹；另予中药温脾汤加减一剂。次日其子来诉，敷脐半小时，腹中鸣响，继之矢气频出，即服中药，二小时后解出硬便，竟坚如黑石，掷地有声，未几腹痛止，诸症若失，病痛告愈。

此法亦可用于治腰腿痛，药盐可敷腰部痛处及环跳、殷门、阳陵泉等穴位，疗效甚为可观！

3. 褥疮是一种惹人讨厌的难治疮疡，但用药妥当有时亦好得甚快。街道办谢主任的老岳母，当年83岁，犯病卧床，不久诱发左髋骨处褥疮，且日甚一日，恶臭熏天。主任求教于我，我嘱到广州中医药大学附属医院购买“双柏散”，敷于患处，每日换药二次，二天疮干，五六天脱痂，疮口愈合，堪称神效。

“双柏散”据说是广州中医药大学建校的第一批元老之一的蔡荣教授家传验方。药用：侧柏叶、大黄、关黄柏、姜黄、泽兰、栀子等研成细末，功能活血祛瘀、消肿止痛，多用在跌打损伤、筋腱扭伤早期等；或疮疡初起，局部红肿热痛或局部包块形成而未溃疡者，其药袋说明书说有溃疡者忌用。但我屡用在褥疮上，未见毒副作用。

谢主任也根据其介绍的功能，试用于他一位痛风不能走动的朋友，敷双柏散仅一夜，次晨足踝肿消痛止，可以驾车外出，大叫神药！须知痛风是一种内源性嘌呤代谢性疾病，属中医“痹证”范畴，是一种很难根治、惹人讨厌的疾病。双柏散竟能有如此捷效，确实出人意料之外！

4. 外感后咳嗽经常迁延难愈，有时令医患头痛，特别是小儿，形体未充，久用药而不愈，使得药源性疾病丛生，更损其体。中医外治法正切中其弊，让其免受灌药之苦，甚为合拍。方用三子养亲汤（三子各等份为粗末）50g，粗盐250～500g（视其小儿大小定量，成人可用更多些）共炒热布包外熨后背肺区，不要熨过腋中线，盐冷可再炒热，每次20分钟，早晚各一次，治疗期间要注意防烫伤皮肤和保暖。往往熨一两天即有显效。

我的学生黄文洲医生用上方治疗外感后顽固性咳嗽，疗效甚佳，认为值得推介。

漫谈中医忌口常识

中医治病，辨证诊断开方后，常交待病家适寒温，调情志，有时还要交待哪些食物不能吃，哪些应多食。这就是中医学特有的忌口常识。

1985年6月，本人有幸侍诊当年已七十有六的广州市名老中医、荔湾区人民医院中医科主任胡伯明主任医师，并将侍诊的笔记整理为《胡伯明主任医师医疗经验》。其中有记录他常常嘱咐病人的饮食忌口。如：泌尿系统结石患者戒五种食物：①番茄（西红柿），番茄本是一种营养丰富、含有大量多种维生素的水果，但它含有一种叫嘌呤的成分，是泌尿系结石生成的催化剂。经常服用不但易蕴成尿石症，就是原来已排出结石的患者亦会旧病复发。②豆腐，众所周知，做豆腐一般需要加石膏，石膏主要成分为 $CaSO_4$，钙是结石的成分。有人研究：豆腐不宜与葱同煎，葱是含草酸最丰富的蔬菜，所含草酸是一般蔬菜的18倍。草酸与钙结合生成的草酸钙乃泌尿系结石也！民